人間改造論

生命操作は幸福をもたらすのか？

町田宗鳳・島薗進 編
鎌田東二・粟屋剛・上田紀行・加藤眞三・八木久美子

新曜社

人間改造論——目次

装幀——虎尾　隆

はじめに

人間改造は可能だ

「人間改造」は夢ではない。現代科学はすでに「人間改造」を実現する力を得ているらしい。そしてその可能性は飛躍的に拡充するのではないか。宇宙旅行が夢ではなくなったように、「人間改造」もすぐそこの手の届くところまで来ている。

二十一世紀は生命科学の時代とも言われる。それを予告するかのように、一九九六年に羊のクローンを作る実験が成功し、世界を驚かせた。クローンとは植物の接ぎ木に由来する言葉だ。卵子と精子が合体して受精卵が生まれる両性生殖ではなく、人間においても単性生殖が可能になりそうな気配だ。

一九九八年にはアメリカのウィスコンシン大学で、ヒトの胚性幹細胞（ES細胞）の培養に成功した。受精卵（胚）がある程度まで育って胚盤胞の段階となったとき、内部の細胞の塊を取り出して実験室で培養する。胚の生命は破壊されるが、培養された細胞は人体のさまざまな組織に育っていく可能性をもっており、人体を再生させる切り札と見なす科学者も多い。だから、ES細胞は

「万能細胞」ともよばれる。

シッポを切り捨てたイモリのからだは再生してもとどおりになる。人間のからだはそんな能力はもたないが、そもそも初期の胚は複雑な人体組織のもととなる能力をもった細胞の塊からなる。始まったばかりの新たないのちのみずみずしい細胞がすばらしい人体再生機能をもっていることに何の不思議もない。

クローン技術を使って他人からもらった卵子に私の細胞を入れると、私の遺伝子をもったクローンの胚ができる。誰かの子宮を借りて育てれば私のクローンができる。クローン人間は法律で禁止されている。だが、胚の段階で止めてそこからＥＳ細胞を取り出す。うまく育てれば私のからだのさまざまな器官や組織をフレッシュな形で再生できる。それを使って大人の人体を修理すれば、だいぶ長生きできるのではなかろうか。

同じ二十世紀末の時期に、予想以上にヒトゲノム（遺伝子配列）の解読が進んだ。どの遺伝子がどのような人体や脳の働きと関連しているかの研究が急速に進んでいる。胚を操作して遺伝子を取り替える技術も理論的には可能になってきた。「私たちはこういう子どもがほしいので、子どもの遺伝子をこのように入れ替えて下さい」と頼むとそれが可能になるかもしれない。デザイナー・ベイビーとよばれる夢の医療の到来だ。

遺伝子を入れ替えると危険なことが起こる可能性も大きいから、遺伝子改変はまだまだ先のことだ。だが、好ましい受精卵を作ったり、選んだりすることはすでに行なわれている。好ましいと思う性格をもったドナーから卵子や精子をもらってきて、人工授精を行なうことが認められている国はアメリカ合衆国を初めとして少なくない。

また、多様な遺伝子組成をもつ受精卵のなかから、好ましい性別の卵（胚）を選んだり、障害を持つ可能性が高い卵を排除したりすることは、着床前診断（PID、PGD）とよばれてすでになされている。体外受精をしなくても子どもが産める夫婦が、わざわざ体外受精をして受精卵を調べ上げ、自分たちが好ましいと思う遺伝子特性をもつ受精卵を選び取って子宮に着床させ生み出すことは可能である。需要に応じるままに任せてほうっておけば、大々的に行なわれるようになるだろう。そうなれば、人々の遺伝子組成はある傾向をもった方向へと変化していくに違いない。

こうした人間改造や生命操作は好ましいものだと主張する人もいる。これは生物の間で「自然淘汰」として行なわれてきたことを、人為的に促進するにすぎず、したがって進化に貢献するのだという考え方もある。「悪い遺伝子の人を排除して、良い遺伝子の人だけを残していこう」という考え方は、十九世紀の末に「優生学」という名で新興の学問分野として大いに威勢を誇った。

ナチスは優生学にのっとって多くの障害者のいのちを奪ったし、劣ると信じた「人種」を排除する「淘汰」さえ行なわれた。ナチスだけではない。特定の人たちの生殖機能を奪うことは多くの国々で行なわれ、後になって厳しく批判された。第二次世界大戦後、優生学は厳しい批判を浴び、その意義が否定されたはずだった。しかし、体外受精と着床前診断がなされるようになり、新たな「選別」が行なわれることについては、それは正当だと論ずる人が増えている。一人ひとりの選択が結果として排除となるような変化は国家の強制によるかつての優生学とはまったく異なるという。こうして「新しい優生学」が力をもつようになってきた。

エンハンスメント

以上は生殖を通して人間改造や生命操作を進めていくことだが、すでに生きている人たちを改造する試みも盛んに行なわれている。からだにさまざまな物質を埋め込むことで、人体機能を回復させる試みも盛んになってきた。やけどの皮膚や心臓の弁を補ったり切除された乳房の形を整えたりすることは通常の医療の枠内でごく自然になされてきた。だが、これまでは病気の治療とは見なされなかったような事柄に医療技術が用いられる機会が増えてきた。

うつ病とは言えないほどの落ち込みを癒すための特効薬が開発された。プロザックとかパキシルのようなＳＳＲＩ（セロトニン再取り込み阻害剤）とよばれる薬を飲むと元気が出てきて、明るくふるまえ、ストレスを乗り切れる。受験の時など、気持を高揚させるためにこの薬を使うこともできる。

教室などでじっとしていることができず、集中して勉強することができない子どもは、注意欠陥多動性症候群（ＡＤＨＤ）と名づけられている。これらの子どもたちに集中力をつける機能をもつのがリタリンとよばれる覚醒剤系の薬だ。ふつうの子どもや青年でも集中力がほしいときに、この薬を使おうとするのを止めることができるだろうか。

スポーツ選手はさまざまな訓練を行なって、人体の強化を行なおうとしている。走力を強化するためにドーピングすることは禁止されているが、高地トレーニングを行なうことは認められている。発見できない医学的方法で、人体を強化する方法はたくさんあるだろう。精神力を強めることまで含めれば、範囲は大きく広がる。これらを禁ずることはできるだろうか。そもそもそういう人体強化や心の強化をしてはいけない理由があるだろうか。このような人間改造なら、宗教集団や自己啓発セミナーで行なわれる自己変革と区別するのも難しいだろう。

医療の目的ということからすると、明らかにその範囲が広がっている。以前は医療は苦しんでいる人、困っている人を救って平常にもどしてあげるためのものだった。ところが次第に、ふつうよりも元よりももっと強く、もっと幸せになりたいという人間の欲望を満たすための医療が増えてきているのだ。伝統的な医療の目的が「治療」だったとすると、「治療を超えて」医療が用いられる傾向が強まっている。このような医療の機能を「エンハンスメント」（増進的介入）とよんでいる。アメリカ合衆国をはじめ、世界各国で「エンハンスメント」の是非を問う議論が急速に活発化している。

新たな問いの膨張

アメリカのブッシュ大統領のもと、哲学者のレオン・カスを座長とする生命倫理諮問委員会では、二〇〇三年に『治療を超えて――バイオテクノロジーと幸福の追求』という報告書を刊行した（邦訳、青木書店、二〇〇五年）。この委員会は、ヒトのクローン胚やES細胞の研究利用がはらむ倫理的問題をもっと深く考察することを促して研究抑制的な決定を下した。

その一方で、今後の医療が「人間改造」の方向へ進んでいくことを見越して、そちらに視野を転じたのは慧眼である。そして集中的な審議を行なって、歴史的な意義をもつ報告書をまとめた。すでに「人間改造」はどこまで進んでいるのか。それを認めてよいとすればその理由は何か、あるいは認めてはならないとすればその理由は何かを考えるための手がかりを提供しようとした。こうした問題を取り上げる論者はもちろんいなかったわけではないが、国民的な、そして世界的な討議の場に引き上げた功績は大きい。

これは生命倫理という領域を一新するような画期的な試みである。生命科学や医療技術の進展がもたらすだろう変化が、人類の生活に及ぼすであろう変化をどのように評価すべきかという問題を提起しているからである。科学技術は地球環境を大きく変化させてきたので、ようやくその影響を評価する知識が発達してきた。新しい技術が地球環境をどう変化させるのかを評価することは、今では科学技術の発達と不可分に追求するべき課題となるに至っている。

一方、従来、医療技術は人間を幸せにするはずの善きものであるという前提が広く分けもたれてきた。その長期的な影響を評価するという問題意識が乏しかったのだ。ここ数十年の間に、環境を変える技術の影響についての知識が格段の進歩をとげたのに対して、人間のからだやこころを変化させる技術の影響を評価する知識はまだ初歩的な段階にとどまっている。「エンハンスメント」や「治療を超えて」という観点から現代医学や生命科学のあり方を捉え返そうとする努力は、まさにこの問題に取り組もうとするものである。

こうした問いかけは、これまでの生命科学や医療に関わる知識体系の根本的な問い直しを求めるものだろう。近代科学が価値あるものとされた理由は多々あるが、医学が人類の福祉に貢献したという認識によって支えられてきた面は大きかった。しかし、今や医療の発展が人類の価値秩序を混乱させ、人類のよき生活の基礎を掘り崩すのではないかという恐れが生じるようになった。

抑制は可能か、歯止めの基準は何か

『治療を超えて』という本では、「アメリカ人の価値観」が度たび、引き合いに出されている。「人間改造」を是とするか、非とするかを問うていくと、そもそも人間のよき生活とは何かという問いにぶつかるのは避けられない。しかし、「人間のよき生活とは何か」という問いほど、合意が得にくい問題もないだろう。国民文化の伝統にその根拠を求める議論が強まるのは避けがたいことかもしれない。

特定の宗教伝統の影響が強い社会では、宗教的な価値観にのっとった合意が形成されやすい。その場合、特定の宗教伝統を基礎とした価値基準によって医療が危うい一線を越えてしまうことに歯止めをかけることができるかもしれない。しかし、ある国々が歯止めをかけたとしても、他の国々

が許容するとすればどうだろうか。許容した国は膨大な経済的利益を得、歯止めをかけた国はひどい損失をこうむることになるかもしれない。もし、長期的に効果ある歯止めをかけることができるとしたら、国際的な協議によって、何とかグローバルな合意に達するしかないのではなかろうか。

しかし、「人間改造」や生命倫理に関わるような事柄については、文化による価値観の違いが著しい。キリスト教、とりわけカトリック教会の影響が強い国々では、ヒト胚を研究利用することに反対が強い。ところが、ユダヤ教の立場からは研究推進論が強い。また、中国や韓国のように、儒教の影響を受けて男系の系譜を維持することが重い意味をもつと考えられている社会では、新しい生殖技術について許容的である。そして人工授精や体外受精に許容的な国々では、ヒト胚の研究利用に抑制的な態度を求める声は少ない。

このように文化的伝統によって生命倫理をめぐる国々の世論が異なるとすると、その間で合意を得ることはますます難しくなるだろう。しかし、もし抑制が必要であり、歯止めをかけようとすれば、そのような文化的側面からの合意への努力は避けられない。いつまでも逃げているわけにはいかないのではないだろうか。

本書が目指すもの

以上、現代人類社会が直面する「人間改造」の問題と考えられるものについて概略を述べてきた。本書はこのような課題に対して、共通の前提を分かち合いながら体系的に取り組もうとしたものではない。「人間改造」の問題領域はきわめて広く、考察すべき課題はとめどがないほど多い。そこで本書では、今後、「人間改造」や「生命操作」や「エンハンスメント」の問題を考えていくための重要な視座を提示することをとりあえずの目標とした。

「人間改造」や「生命操作」や「エンハンスメント」はどこまで許容できるのか。許容できないとすればどこに問題があるのか。歯止めをかけるとすれば、その根拠は何なのか。こうした問題に対して、従来どのような取組みがなされてきたのか。その際、文化の差異がどのように影響してきたのか。——本書の各章では、以上のような問題がそれぞれの学問的背景から、またそれぞれの人生経験を踏まえて問われている。

本書の執筆者の学問的背景は、通常の意味での生命倫理学を大きくはみ出しており、医学や法学や文化人類学や宗教学など、多様である。とりわけ宗教やスピリチュアリティに関心が深い者が多い。とりあげられる素材も、必ずしも生命倫理に関わることだけではない。広く現代社会の諸問題に、また人類文明史の諸問題にわたることもある。

「人間改造」を厳しく制限すべきだという考え方の者もいれば、現段階では制限すべき論拠はまだ整っていないと考える者もいる。一つの考え方の方向に収斂していないことは、本書の読者の思考を刺激する上ではメリットとなるだろう。だが、広い視野から、現代の生命倫理問題を捉え返すことこそ必要だという認識は、本書のすべての執筆者が共有している。本書は多様な読者に向けられ、いわば全方位に開かれた書物である。この本をきっかけとして、「人間改造」をめぐる議論が諸方面で活性化することを期待している。執筆者一同もさらにこの問題を考え続け、より深い次元の討議に加わっていきたいと願っている。

二〇〇七年七月

島薗　進

1　生命倫理の文明論的展望

町田宗鳳

「人間改造」とは何か

生命科学の目覚しい発展によって、自然界の生命現象への人為的介入が可能になってきた。生命体のコピーを作るクローン技術や、万能細胞と呼ばれる幹細胞の再生利用など、ほんの一昔前には想像もできなかったことである。かつては「神の領域」とされ、不可侵であった生命の創造や改変そして、破壊にまで人間が自らの手を恣意的に下すようになった。そしてそこに見えてきたのは、「人間改造」という誠に魅力に満ちた、しかもどこか不気味さを感じさせる生命科学技術的な可能性である。

「人間改造」の最初に登場したのが、臓器移植である。一九六八年、札幌医大付属病院の和田寿郎医師が十分な手続きを踏まえず、心臓移植手術を強行し、しかもその患者がまもなくして死亡したため、臓器移植に対して否定的な見方が一気に広がった。その波紋から日本医学界の移植技術は四十年の遅れをとったとも言われる。

しかし今や世情は大きく移り変わり、免疫抑制剤の開発も相まって、諸々の内臓疾患に苦しむ人たちに回復の希望を与え、また実際にその恩恵に浴する人たちも増加の一途をたどっている。日本では臓器を提供するドナーや移植手術が行なえる病院が少ないため、その数は限定されているが、米国や中国ではさかんに行なわれ、わざわざ国外に足を運んで、移植を受ける日本人も少なくない。そのような場合、手術や移動のために高額の経費がかかるため、患者救済のために募金活動が展開されることも珍しくなく、そのようなことが美談として新聞記事に載るようになった。

臓器だけでなく、骨、皮膚、血管、心臓弁、角膜など多様なヒト組織も、どんどんと移植されるようになり、以前なら治療不可能とされた疾患に悩む人々に福音をもたらしている。またそのような「人体部品」は、バイオ産業の企業から合法的に購入することができ、「人間改造」も商業化されつつある。

移植がこのまま進行していけば、その先に人間と動物の合体生物であるキメラ化が早晩、問題となってくる。ギリシア神話に登場するキメラは、頭がライオン、胴体が山羊、尾が龍の形をしている。人間の遺伝子を組み込んだ動物を作り、その動物の臓器を人間に移植する異種移植が人間のキメラ化の最初のステップになるだろう。

移植の次に来る「人間改造」は、人体の人工化である。人工心臓、人工骨、人工関節、人工血管、人工皮膚などは、すでに実用化され、肉体に損傷を蒙った人たちを多く救っている。シリコンの人工乳房やナイロン糸の二重瞼などを美容のために利用することも常套化しており、もはや倫理的問題として扱われることもない。厳密にいえば、入れ歯も人体の人工化であり、生命倫理に最も用心深い立場をとる人のなかでも、その利用を全否定する者は稀であろう。

移植の究極にキメラ化が現われるように、人体の人工化の先には、人間のサイボーグ化が待っている。それはコンピューターに制御されたハイテク部品を人体の一部に取り付けていくことである。事故などで手足を失った人たちのために、そのような義手義足ができることは、大きな恩恵となることは間違いなく、それに異論を唱える者は少ないだろう。

また、身体に何ら障害を持たない人間も、やがて高性能の人工的人体部品を希望するようになるのは、時間の問題である。金銭で頑健な肉体を買えるとなれば、先進国の富裕層は、そこに抗しがたい誘惑を感じるかもしれない。とくに老眼や難聴に悩む高齢者が、コンタクトレンズ並みに人工眼や人工耳を容易に入手できるようになれば、その需要は爆発的なものとなるだろう。

ここではっきりとさせておかなくてはならないのは、もともと人間の肉体に備わっている構造が失われたり、機能が低下したときに、それを回復させるための消極的改造と、人間の肉体に本来、備わっていない構造や機能を追加的に取り付ける積極的改造の区別である。前者を倫理的に問題なしとする一方で、後者だけを倫理的に問題ありとする根拠は、それほど明確ではない。

生命倫理の三原則ともいえる他者危害則、功利的自己決定権、個人の幸福追求権などに照らし合わせても、積極的人体改造を悪と決めつけるわけにはいかない。とくに、病気や事故で損傷を受けた臓器や器官を人工的なものに取り替える際に、従来のものよりも高性能なものを希望することは、消極的改造と積極的改造の双方にまたがるため、その倫理性が一段と曖昧なものになる。

「生命の尊厳」とは何か

人間は太古の昔から、家畜や農作物に品種改良を加え、自分たちの食糧事情が危機の際にも持ちこたえることができるように、さまざまな工夫を重ねてきた。今日、われわれの食卓に並ぶ野菜や食肉も品種改良の恩恵を受けていないものは、ほとんど皆無に近い。とするならば、その延長線上に「人間改造」が登場してくるのには、歴史的な必然性があるといえる。より耐久性のある肉体を手に入れたいという素朴な願望を叶える技術が、次々と提供されるようになれば、それに手を伸ばさないでいることは心理的に難しい。

そのような「人間改造」のために、現代の生命科学は、もはや臓器移植にとどまらず、人工生殖、遺伝子治療、クローン技術、幹細胞の再生利用など、実に多様な面において驚異的な可能性をもたらすようになった。

しかし現実には、そのいずれについても、どこまで実用可能か、またその安全性はいかほどのものか、疑問視されている面も少なくない。クローンとして生まれた家畜は、通常よりサイズが大きく、しかも短命であることが多いが、その原因も解明されていない。そうであるにもかかわらず科学の現場では、他者の幸福のためというよりも、それに付随する世俗的価値が注視されていないだろうか。

ソウル大学の黄《ファン》・元教授の幹細胞研究における論文データ捏造事件(1)に象徴されるように、科学的発見やそれを応用した個人もしくは組織が享受することになる名声や利潤は、当事者にとって大きな魅力である。さらには、もっと複雑な政治的な意図を胸に秘めながら、特定の科学技術を権力拡大の道具としようとする者が現われてくるかもしれない。いや、すでに各国の軍内部では生物兵器の開発はじめ、一般市民が想像もしないような殺戮方法の研究が、極秘裏に進められていると思ってよい(2)。

にもかかわらず、生命科学が医療およびバイオ産業に偉大な貢献をもたらすであろうという期待が漠然と抱かれている。戦時における世論操作は、政治権力のとる常套手段であるが、平時においても経済目的で世情が煽られることがあるという事実を忘れるべきではないだろう。

とくに現状では、そのような生命科学の恩恵に浴することができるのは持てる者であり、持たざる者は必ず後回しにされるという事実にも注意しなくてはならない。科学の発展が人間個々の生物学的条件を変え、単なる貧富の差以上に、もっと深刻な形で人類社会の不平等を促進することになりかねない。

しかし、世界の先進諸国が生命科学と、それに付随する先端医療や遺伝子工学の開発を急ぐのは、それが大規模な経済的効果をもたらすものと期待されるからに他ならない。そこで、われわれが必然的に直面することになるのは、生命を操作するという行為にまつわる倫理的問題である。

それが今や国際的な議論を呼び起こしているわけであるが、文化や宗教が異なれば、生命観や倫理観も大きく異なり、生命倫理のグローバル・スタンダードを見いだすことは、極めて困難な課題となっている。たとえば生命倫理を考える上で、一つのキーワードとなるのは、「生命の尊厳」である。しかし、これほど頻繁に人の口の端に上りながら、その意味が曖昧なままにされている概念も稀である。そもそも人間以外の生物も、「生命の尊厳」を有しているのか否か。そして、その理由は何なのか。

マイケル・トゥーリーの唱えるパーソン論(3)の場合、自己意識をもたないがゆえに、胎児、無脳児、新生児、アルツハイマー患者、植物人間、脳死者などには人格を認める必要なしとする。このような考え方には、ナチス・ドイツが七万人の障害者や難病患者を「生きるに値しない生命」として安楽死させた「T４計画」に通じるものがある。ともにその背後にあるのは、異常な優生思想であるといえ、「生命の尊厳」が機能性の有無によって決定づけられている。

さらに、ここで根本的な問題となるのは、日本における生命倫理研究において、「生命の尊厳」に言及される場合も、一神教的文明を背景とする欧米の知識層が提言する生命観を前提としており、日本あるいはアジアにおける多神教的な歴史的文化的背景を十分に考慮に入れた上で、議論されていないことである。あたかもそれは、土俵で相撲を取ってきた力士が、いきなりボクシング・リングに呼び出されて、相手と格闘するようなものである。

したがって本稿では、臓器移植、人工生殖、クローン技術、幹細胞の再生利用など、現代の生命倫理の分野で問題視されている個々の案件から少し距離を置いて、生命倫理そのものの位置づけを文明論的な観点から論じてみたい。

欲望の火が放たれた文明社会

科学技術が目覚しい発展を遂げる世界の現状から一歩身を退いて、自分たちの生きざまを振り返ってみると、ある仏教説話のことが想起される。それは法華経の『譬喩品《ひゆほん》』にある「火宅の譬喩」のことであるが、そのストーリーを紹介してみよう。

ある国に大長者がいて、大きい家を持っていた。この家には、すさまじいものどもが住みついていたが、それに気づいているのは長者だけであった。長者には多くの子供がいた。ある日、その家が突然、火事になった。その家は猛火に包まれたが、子供たちは、危険がせまっているのに気がつかないで遊んでいた。子供は火事の恐ろしさを知らない。父は子供たちに逃げなさいというのだが、意味がわからず、逃げようとしない。

そこで父は、よい手を考えた。子供たちが欲しがっているものを知っていた。「子供たちよ。外に珍しい羊の車、鹿の車、牛の車があるよ。あげるから外に出て来なさい。」と言った。

それは自分たちの理解できて欲しいものであったため、子供たちは外に出てきた。危険がないところまで行ってから、父は子供たちに大きい「白牛の車」を与えた。それは、最高の車で、

自由自在に走りまわれるもので、子供たちは大喜びした。(『法華経』上、岩波文庫、一六一頁)

いってみれば、人間の飽くなき欲望は、人類社会に放たれた火である。もちろん、人類誕生の瞬間から人間は欲望を持ち続けているわけだが、近代社会ではその欲望が科学技術と機械力の応援を受けて、大規模な環境破壊を始めたところに、深刻な問題がある。

今やその欲望が未知なる自然世界の征服に向かわず、自分の身体に向かい始め、「人間改造」という幻想を追い求める現代人の姿は、あたかも火宅の中で遊び戯れる「長者の子供たち」と異ならない。

自己中心的な目的のために科学技術を濫用するにつれて、自然の生態系が崩れ、人間が人間であることの意味を見失い、人類の存続自体が危ぶまれる状況が突如としてやってくるかもしれない。先端科学や先端医療がもたらす個々の倫理的問題について、賛否両論の立場から喧々諤々と議論しているうちに、取り返しのつかない局面に至ってしまう可能性も少なくない。

われわれがなすべきは、まず盲目的欲望という火宅を離れることである。どれだけ「肉」の充足を目論んだところで、「こころ」が満たされることはないという単純な真理に目覚めなくてはならない。そのような欲望の世紀にあって注目されてくるのは、仏教において「少欲知足」という表現に象徴されるように、奢侈的生活に溺れることなく、人間性の内的充足を求める叡智である。

先端科学を追求してやまない二十一世紀の近代文明社会に、そのような後ろ向きにさえ見える東洋的諦観が影響力を持ち得るのだろうか。そのような疑問が湧いて当然である。冷静に考えてみれば、市場経済至上主義を掲げ、大量消費を美徳とするアメリカ的文明が地球全体に及ぶほどの影響力をもつ現在では、世俗的価値観を積極的に評価することのない仏教的な思想が注目されることは望み薄である。一つの文明が世界を席捲する勢いをもつ時、何者たりとも、それに抗することはできない。

しかし、文明の軌道修正をするのは人為ではなく、文明そのものである。人間に寿命があるように、文明にも寿命がある。かつてヨーロッパ文明を牽引した英国も、今はEUの一角を占めるに過ぎない。アメリカも、遠からずそのような立場に落ち着くだろう。

そのときに古い文明の形を反転させ、次の時代を担うことになる新しい文明の基盤に、人間の欲望を制御し、内面世界に生の充足を求める価値観こそ、欲望の火宅で遊びふける人類にとっての「白い車」であり得る。そのような未来学的な観点から、生命倫理を論じてみたい。

「倒錯の生命倫理」

まず初めに再検討を要するのは、バイオエシックスの定義そのものである。バイオというのは、ギリシア語のビオス（bios）を語源とするが、それは有限なる個体生命を意味する。それは疾病、障害、寿命によって、いつか絶えることが決定づけられている生命である。そこから、バイオロジー（生物学）、バイオグラフィー（伝記）、バイオリズム（生体周期）などの言葉が派生してきている。

そして当然のことながら、バイオエシックスといった場合も、個体生命の扱い方に関する倫理的議論を意味する。

反対にギリシア語には、同じく生命という意味のゾーエー（zoë）という言葉もあるのだが、こちらはビオスとは異なり、決して絶えることのない無限生命のことである。個体生命であるビオスと区別するために、本稿ではゾーエー的生命を〈いのち〉と表記することにするが、それは科学的方法でその存在を実証できない生命の形態である。

つまり現代の生命倫理は、もっぱら個体生命を対象としたものであり、永遠の生命である〈いのち〉の観点からの考察は、まったくなされていない。〈いのち〉に関しての思惟は形而上学的なものであり、哲学や宗教の範疇に属するものかもしれないが、そのような視点をまったく無視して、生命倫理の新しい展開というのは望みようがない。

そのような「個」の生命のみを思索の対象とする生命倫理の土壌となっているのが、ユダヤ＝キリスト教の思想文化をバックボーンとする一神教的コスモロジーである。旧約聖書の「創世記」では、究極の「個」である人格神の意思的決定により世界が善美に創造され、人間の「個」も神の似姿に創られたとされている。ここから、より神の資質に近い有能な「個」の崇拝が始まる。

西洋文明の出発点ともいうべきギリシア文化も、その基盤にあるのは多神教的神話なのだが、その大部分が英雄物語であり、そこに強烈な個人崇拝が存在している。その結果、ギリシア彫刻に顕著なように「個」の肉体を賛美する芸術が誕生することになった。真善美を体現する「個」は理想的人間として、神のごときリーダーシップが与えられる。欧米社会では、官民を問わず、組織のトップに、絶大な権力と法外ともいえる報酬が支払われるが、それを受け入れる文化的土壌が存在するわけである。

したがって、西洋文明の根底にあるのは「個」への確執であるといえ、「個」が共同体のなかに埋没するような非西洋的民族文化は、神不在の未開で虚無なる世界とみなされてきた。そのことは、キリスト教の歴史のなかで、宣教師たちがどのような世界布教を企てたかを考えれば、すぐにわかる。

宣教師たちの布教活動の背後にあったのは、新約聖書にある「行って全世界の人に福音を伝えよ」(「マルコ」一六：一五）というイエスの言葉であった。それは、キリスト教会では大宣教令と呼ばれているものであり、そこにあるのは、世界で唯一正しい教えであるイエスの福音を地球の隅々まで述べ伝える使命感であった。

一神教的コスモロジーが産み出した近代文明は、ヨーロッパや北米という地理的な枠組みをはるかに超えて、いまや地球の隅々まで政治、経済、文化など多方面にわたって決定的な影響を及ぼしている。市場経済を世界共通コードにしようと企てるグローバリズムもまた、中世の宣教師たちが唱道した大宣教令の変形とみなすことができるが、「個」の尊厳を主張する割には、画一的な価値システムを過大評価するところに、一神教的コスモロジーの特徴がある。

現代の生命倫理も、そのような文明形態のなかから生まれたものであり、「生命」と「倫理」の両方が一神教的なコスモロジーで定義づけられたものを前提としている。つまり、生命倫理の研究そのものが、一つの限定された世界観のなかで展開しているのであり、その事実への根本的な反省は、ほとんど皆無に近い。

例えば、万能細胞(4)と呼ばれたりもする胚性幹細胞を獲得するためにヒト胚を破壊しなくてはならないが、受精卵がどの時点から人間としての尊厳を得るのかという議論以前に、そのような試みを企てている人間の生と死そのものについて十分に思索を深めなくてはならない。そういう意味で、現在、人工生殖、クローン、幹細胞の再生利用など「人間改造」に貢献すると思われる個々の科学技術の問題の倫理性をめぐって議論されている生命倫理は、「倒錯の生命倫理」という見方もできるのである。

「個」の思想から「一」の思想へ

生命科学技術は、近視眼的には数多くのメリットを人間にもたらしてくれるが、より根源的な立場から振り返ってみれば、それはかえって刻々と溢れ出る〈いのち〉の流れを堰き止める働きをなすのではなかろうか。それはビオスの局部的改良を試みているうちに、地球規模で展開する〈いのち〉のメタボリズムに逆行することになるからだ。

生々流転し、滅する者あれば、必ず生じる者がある。にもかかわらず、生命科学が恣意的に人間の延命を図るための手段と化すならば、それは古代メソポタミアに建てられたというバベルの塔と同じ運命をたどることは必至である。

そのような直観を裏付けてくれるのが、わが国の代表的な禅者である道元禅師（一二〇〇―五三）の生命観である。道元は生死を二律背反的なものと見ずに、生死が厳然として存在する事実そのままを、〈いのち〉の形と理解していたようである。

この生死は、すなわち仏の御いのちなり、これをいとひ捨てんとすれば、すなわち仏の御いのちをうしなはんとするなり。……いとふことなく、したふことなき、このときはじめて、仏のこころにいる。……ただわが身をも心をも、はなちわすれて、仏のいへになげいれて、仏のかたより行はれて、これにしたがひもてゆくとき、ちからをもいれず、こころをもつひやさずして、生死をはなれ仏となる。（『正法眼蔵』「生死」）

自分の生命を忌み嫌い、それを放棄しようとすることも、それに執着することも、ともに「仏の御いのち」を失うことを意味する。そのどちらにも囚われず、自然の流れに身を任せていく。そこに一切の不安はなく、生死を離れた境地が開けるというのである。

道元が「仏の御いのち」という言葉で表現する生命は、「個」を遙かに超えてしまって、「一」なる世界に属するものである。有名な「身心脱落、脱落身心」という言葉も、まさに「個」が脱落して、「一」なる世界に帰投した境地にほかならない。

微細世界即ち是れ大世界なるを知り、大世界即ち是れ微細世界なるを知り、……一世界即ち是れ無量無辺世界なるを知り、無量無辺世界即ち是れ一世界なるを知り、無量無辺世界、一世界に入るを知り、一世界、無量無辺世界に入るを知り、……一世界、一切世界を出生するを知り、一切世界、猶お虚空の如くなるを知らんと欲し、一念に於て一切世界を知りて悉く余り有ること無からんと欲するが故に、阿耨多羅三藐三菩提心を発す。(『華厳経』第十三章)

仏教用語に馴染みがなければ、このような表現は少し理解しにくいかもしれないが、微小な世界が広大な世界であり、広大な世界が微小な世界である。一つの世界が無数の世界であり、無数の世界が一つの世界である。一念に一切の世界を完全に知ることが無上の悟りである、といった意味である。

これこそが『華厳経』のいちばん根底に脈打つ「一即多、多即一」という考え方である。つまり、「個」と「一」が二律背反的に存在するわけではなく、その両方が相互に「相即相入」しているわけである。そのような観点に立てば、「個」の生命だけに拘泥し、人為的に生命の終焉を早めるようとすることも、それを伸ばそうとすることも、ともに錯誤の行為となる。それがどのような形であったとしても、「個」の生命のあり方そのままに、「一」の〈いのち〉が貫通しているのである。ましてや、遺伝子や受精卵を操作することによって、必然性のない「個」を作り出すことは、苦悩の原因を作り出すことにほかならず、結果的に「一」なる〈いのち〉を見失うことを意味する。

生命科学技術がクローンを作り出したり、幹細胞を利用したりすることが倫理的に問題であるというよりも、そのような不自然な作為が、地球に生命が誕生して以来、滔々と流れる〈いのち〉の大河を堰き止めてしまうことに、かえって人類存続を困難にしてしまう危うさがあるように思えてならない。

まったき「一」を体験する

道元のいう「生死を離れる」という考え方は、すべての仏教者に共有されるものであり、そこに「個」から「一」への体験的跳躍がある。ところで、ブッダ自身は、「一」なる世界をどのように語ったのだろうか。

わたしもまた、以前に目覚めていない菩薩であったとき、自ら生でありつつ生そのものを求め、自ら老でありつつ老そのものを求め、自ら死ぬものでありつつ死そのものを求め、自ら憂いでありつつ憂いそのものを求め、自ら汚れでありつつ汚れそのものを求めていた。そのようなわたしに、つぎのことが思い浮かんだ。

なぜにわたしは、自ら生でありつつ生そのものを求め、自ら老でありつつ老そのものを求め、ないし、自ら汚れでありつつ汚れそのものを求めるのか。さあ、わたしは、自ら生でありつつ生そのもののなかの患いを知って、不生なる無上安穏の涅槃を求めよう。同じように、自ら老・病・死・憂い・汚れでありつつ、それぞれのなかの患いを知って、不老・不病・不死・不汚なる無上安穏の涅槃を求めよう。（『聖求経』「南伝大蔵経」巻九）

ここに記されているブッダの言葉は、生命倫理を考える上で、重要な方向性を示している。「目覚めていない菩薩」であるわれわれもまた、科学技術に必要以上に依存することによって、生の大海に漂いながら生を求めるような愚を犯していないだろうか。

「個」への確執が、現前にある「一」を見えなくしていると言ったほうがいいかもしれない。これと同じことをわが国の空海（七七四—八三五）は、『秘蔵宝鑰』という書物のなかで、次のように語る。

生まれ生まれ生まれ生まれて生の始めに暗く、
死に死に死に死んで死の終りに冥し。

先端的生命科学といえども、その思想的根拠は、所詮、八世紀の仏教僧である空海が指摘した迷妄から一歩も抜け出ていないのではないか。ブッダは、肉体をもつ自分が「老・病・死・憂い・汚れ」を不可避なものとして保有しつつも、その問題の在りかを自覚するがゆえに、「不老・不病・

不死・不汚なる無上安穏の涅槃」を樹立したいと願っているのである。そのような境地に至ることが解脱であるが、ブッダは肉体生命が直面する困難な問題に妨げられず、ひたすら精神の自由を獲得することを説いているのである。そして解脱に至ったブッダは次のように語る。

わたしは一切を克服しており、一切を知っている。いかなるものにおいても汚されることはない。一切を捨て、渇愛は尽きて解脱している。(『聖求経』「南伝大蔵経」巻九)

一切を捨てた瞬間に、ブッダは一切を手に入れたのである。もはや「個」への執着である渇愛が尽きたブッダが、肉体生命の寿命を延ばすことに意味を見いだすわけもなかった。食中毒が原因で臥せったブッダだが、彼は問題の食事を提供した施主をも慰めながら、慫慂《しょうよう》としてこの世を去ったとされる。

仏教寺院にある涅槃絵は、臨終の床に穏やかに横たわるブッダの周囲で、人間ばかりか動植物までが悲嘆に暮れる光景を描いているが、十字架上で血を流すイエス像とは好対照をなす。しかも、ブッダは「肉」の復活を一度も約束することがなかったことに注目しなくてはならない。涅槃絵というのも、あくまで想像上の図像に過ぎないが、全き「一」の体験としての解脱を遂げていたブッダにとって、肉体が綻び朽ちていくのもダンマ(5)(法)の働き以外の何ものでもなく、彼がすべてをそのままに受容したことを象徴的に表現したものである。

「個」が死を迎えるとき

仏教が説くところの無我の思想や解脱への志向性など、現代人にはそぐわない高踏的思弁と決め付けるのは早計である。混迷を極める現代だからこそ、過去の精神遺産から謙虚に学びとることが肝要なのである。

まず近代文明の基盤には、分断された生命である「個」への過大評価がある。そこから個人的人権を尊重する個人主義と、すべてを個人的能力に賭ける競争社会が生じるようになった。そのことは、「神は死んだ」と宣言したニーチェ（一八四四―一九〇〇）や、「われ思うゆえに、われあり」と自己意識に存在理由を見いだしたデカルト（一五九六―一六五〇）の言説に明らかである。今や、神の座に、自信過剰となった「個」が居坐ろうとしていると言っても過言ではない。

対照的に、仏教思想の根幹をなしているのは「個」の虚妄を看破して、絶対的な「一」の世界に真我を見いだそうとする姿勢である。この場合の「一」こそ、途切れることのない〈いのち〉のことと理解してよいが、それを発見した者のみが、相対的な有無を超えたところに、平安を確立することができるのである。

智慧の浅いものは、ものの存在性や非存在性を見るだけで、平安な寂滅を見ることができない。（『中論頌』「観六種品」第五・第八偈）

「存在性」である生と、「非存在性」である死の間で右往左往しているのが、われわれ凡夫である。人間は例外なく死ぬ。これほど平等なことはないにもかかわらず、肉体をもつ人間は、この世における生命活動への執着があまりにも強烈であるが故に、忍び寄る死の足音におびえる。ましてや死後の世界が存在するのかどうか、存在するとすれば、それがどんな世界なのか、それを不明にしたまま生きてきた近代人にとっては、死は深い闇の淵のように横たわっている。

とくに、「個」の生産性だけが人間の価値を決定づけるという錯誤の世界に生きる人間は、死を決定的な敗北、あるいは損失としか見ない。アメリカやヨーロッパの社会的エリートのなかには、毎日、適度な運動を欠かさず、食事内容に気を配り、多数のサプリメントを服用し、エステに通う人たちも少なくない。彼らにとって、競争力を奪い取る老いは敵であるがゆえに、アンチ・エージングもまた、「人間改造」のなかの重要なテーマの一つとなっている。

そして、ついにあれほど忌み嫌った死を迎えることになっても、エンバーミング（死体衛生保存法）によって、あたかも死を否定するがごとく、生前の華やかな姿に戻した上で、葬儀が盛大に営まれることを望む。最後まで、老いと死をそのまま受け入れることのできない近代人の悲しさがそこにある。

科学技術の進展や民主的社会の拡大など、近代文明が人類史にもたらした功績には偉大なものがある。それは否定できない事実ではあるとしても、その一方で近代文明は死の受け入れという点で、致命的な弱点を抱えこんでいる。

死後の世界の有無については、近代科学の実証主義の及ぶところではない。加速度的に多忙な生活を送るようになった文明人にとって、物質としての肉体が消滅した後の、魂のありかなど詮索している暇などないのだ。そもそも魂という代物の存在についてすら、それが証明できないものである以上、胡散臭いものとして扱われざるを得ない。

だから、死はもっぱら近代的思考の範疇に入らぬものとして、正面から扱われてこなかった。臓器移植という新たな技術が手に入るにともなって、脳死問題[6]が議論されるようになったが、それはあくまで肉体の生物学的死の判定基準についての議論であって、死の意味について思索を深めたわけではない。

それほどまでに近代人は、死が苦手なのである。僧侶や葬儀屋が高い料金を吹きかけて大げさな葬儀を営むのも、遺族の世間体を考えてのことであって、死に正面から対峙し、その意味を重大なものとして受け止めているわけではない。死は、現代社会が創造した新たなタブーである。

現代の生命倫理の限界も、そもそもそれが死をタブー視する近代社会の枠組みのなかにおいてなされているところにある。先端科学が生命操作の分野において提示している諸々の可能性について、その倫理性を問う前になされなくてはならない作業は、死の吟味である。死は生命科学技術を駆使して、どうしても忌避あるいは延期すべきものなのかどうか、そのへんの原初的な問題への思惟を省略して、生命倫理を論じるわけにはいかない。

「個」の蒙昧を破る死

「個」の蒙昧は、それが無意識に根ざすものであるがゆえに、自覚されることは極めて困難である。ところが、その深い蒙昧を見事に破ってくれるものがある。それが誰にでも着実に忍び寄る「死」である。

肉体は、じつに脆い。寿命を待たずとも、怪我や病気で、たちまち弱り果て、ときに命絶える。しかし、そのことは決して否定的な意味合いをもたない。「個」の生命に限りあるから、われわれは与えられた時間内で、最大限に生を味わい、ときには挫折し、生きることの意味を考えようとするのである。もし、われわれの生にピリオドが打たれないとすれば、われわれは時に立ち止まり、今ここに生きることの意味を反省する能力を持ちえるだろうか。

患うことなく、天寿を全うできるのが理想であるが、たとえ何らかの病気を抱えてしまったとしても、そこにはそれなりの意味があるはずである。病に伏せ、社会活動を停止せざるを得なくなったとしても、それは自分を見つめ、過去の生きざまを反省するという貴重な時間であり得る。そこに、魂の深まりがある。

そのように考えれば、病苦を癒すことに十分な意義があっても、その患者の生命をいたずらに引き延ばすことに医療の究極的な使命があるわけではないことは明らかである。「個」の終焉がそのまま「一」への自然回帰を意味することを自覚するなら、生の肯定と同時に、死の肯定もなされなくてはならない。死の肯定が安易な安楽死や尊厳死を意味するわけではないことはもちろんであるが、充足した生を送る者は死をも喜ぶ気持を持ち合わせているのではないか。

病気になるときは病気になるがよろしく候。死ぬるときは死ぬるがよろしく候

この良寛の言葉は、いかにも平明であるが、近代医療に反省を促す警句でもあり得る。生命科学の最大の罪は、人間に「死」は延期が可能であるという妄想を抱かせることによって、現在、賦与されている生のあり方について内省の機会を奪い取ることである。人間が必要としているのは、延命のための科学技術ではなく、逃れ得ぬ死を正面から見つめる勇気である。そこにこそ、人間としての尊厳があるのではなかろうか。

もちろん、生命倫理を再考する上で、仏教的な世界観に真摯な眼差しを向けるからといって、人間社会の現実を無視するわけにはいかない。一般論としていえば、人間は死を忌み嫌うが故に健康に留意し、一日でもこの世の生を長らえようとする。それが肉体生命をもつ人間の本能というものである。

また自らの延命だけではなく、家族や友人など親しい者が病気や傷害によって死の危険に晒されるようになると、その回復を必死になって祈る。ましてやわが子が死に瀕するような目に合えば、自分の命に引き換えてでも、わが子の延命を願うのが親心というものである。親しい者の死は、誰

にとっても悲しいことだ。約十数万年前に生存したとされるネアンデルタール人ですら遺体の傍らに花束を供えたことが、考古学者の手によって明らかにされている。

現代医学が提供する最先端の医療技術の恩恵に浴することを望むことを愚昧であると決めつける資格は誰にもない。しかし、再び仏教的観点に立ち戻るのなら、自分または親密な者の延命を思う気持も、一線を越えれば、我執となる。その一線が何かといえば、他者の生命を脅かすことである。『法華経』に鬼子母神の説話がある。彼女は鬼神・般闍迦《はんしか》の妻で、五百人の子の母でありながら、常に他人の子を捕えて食べてしまうため、釈迦は彼女が最も愛していた末子・愛好を隠して子を失う母親の苦しみを悟らせ、仏教に帰依させ、以後、仏法の護法神となったというわけである。じつはこれは架空の話ではなく、われわれ現代人もいつでも鬼子母神的妄執の世界に陥る可能性をもっている。

たとえば、臓器移植にしても、脳死を死と認めるかどうかの議論よりも、そのドナー（臓器提供者）が人道的な見地から積極的に提供を希望したかどうかが問題となる。もし、そうであれば、ドナーの意思を尊重して、その人の分までも充足した人生を送ることをレシピアント（臓器受領者）が誓うところに、人間同士の尊厳が保たれているのではなかろうか。

仏教で最も尊重されるのが利他的精神であるが、生命倫理についても同様である。臓器ドナーが一切の利害のない立場から、自分の臓器を役立ててほしいと願うのは、明らかに利他的精神である。ドナーの意思を尊重して、移植手術を実施する医療関係者が最小限の経費を患者に課すなら、そこにも利他的精神がある。

スリランカでは、国民の半数近くが死後に眼球を寄付することを希望しているが、それは仏教の布施（dāna）の精神に基づくものである。コロンボにあるアイ・バンクは、眼球から摘出された角膜を世界中の眼科医に送り出している。

ところが、途上国の貧困に苦しむ住民が、非合法であるにもかかわらず、糊塗をつなぐために闇ブローカーに売った臓器を手に入れてでも延命を図ろうとするなら、それは我執以外の何物でもないだろう。その臓器がそのような非合法的ルートで入手されたものか、レシピアントには判断が不明な場合もあるだろうが、そのような臓器売買が存在している国というのは、おおよそ特定できる以上、そのような国での臓器移植は避けるべきだろう。

また刑死者の臓器を取り出して移植手術に役立てるという方法も、一部の国において大規模に行なわれているが、本人がそれを積極的に希望したという証拠がないかぎり、政治権力による人権無視であり、そのようなプロセスを経て入手された臓器を入手しようとするのも、また我執である。そもそも死刑囚を大量に出すような司法制度に、どれほど公平性があるか疑わしい。

そのような国での移植手術は、ドナー制度による手術よりも、はるかに安価で済むため、多くの移植希望者が外国から集まるとされている。やはり臓器確保のプロセスに何らかの疑惑が存在する国での移植手術は、避けるのが賢明である。ドナーの積極的な意思表示を伴わない臓器を受けてまで、みずからの延命を図るというのなら、それは虚妄の「個」に囚われた、現代における鬼子母神的行為と言わざるを得ない。

ここでもう一つ言及しておきたいエピソードがある。それは京都学派の創始者・西田幾多郎（一八七〇―一九四五）のことであるが、西田は深い思索の世界に浸りながら生きた哲学者だが、現実には妻や友人など多くの死にも直面している。なかでも悲痛なのは、八人の子供のうち、五人に先立たれていることである。有名な『善の研究』を認《したた》めているころ、西田は次のような文章も残している。

とにかく余は今度我子の果敢なき死ということによりて、多大の教訓を得た。名利を思うて煩悶絶間なき心の上に、一杓の冷水を浴びせかけられたような心持がして、一種の涼味を感ずるとともに、心の奥より秋の日のような清く温き光が照して、凡ての人の上に純潔なる愛を感ずることができた。特に深く我心を動かしたのは、今まで愛らしく話したり、歌ったり、遊んだりしていた者が、忽ち消えて壷中の白骨となるというのは、如何なる訳であろうか。もし人生はこれまでのものであるというならば、人生ほどつまらぬものはない、此処には深き意味がなくてはならぬ、人間の霊的生命はかくも無意義のものではない。死の問題を解決するというのが人生の一大事である、死の事実の前には生は泡沫の如くである、死の問題を解決し得て、始めて真に生の意義を悟ることができる。（『国文学史講話』序）

西田も愛する子供を失うという耐えがたき体験を経ることによって、「個」の蒙昧を破るに至っている。でなければ、「一種の涼味を感ずるとともに、心の奥より秋の日のような清く温き光が照して、凡ての人の上に純潔なる愛を感ずることができた」という言葉は生まれてくるはずがない。やはり人間の生は、避けがたき死を見つめることによって、その意味を深めていくと言わざるを得ない。

病むということ

仏教思想を特徴づけているのは、宿命論である。それは縁起の法とか、輪廻転生説という形で表現されることもあるが、そこにあるのは人間の運命が過去から現在へ、そして現在から未来へと連続しており、現在われわれが享受している状況には、不可避の必然性があるという主張である。どのような運命を背負って生れ落ちようとも、それを正面から受け止めることによって、宿業を果たすことができる。そのような考え方は、ややもすると消極的な宿命論と誤解されやすいが、じつは極めて積極的な生命観であり得る。そのことは、菩提達磨《ぼだいだるま》の二入四行説のなかで「随縁行」という言葉で説かれている。

随縁行とは、衆生は無我にして、並びに業に縁りて転ずる所なれば、暗く斉しく受くること、皆、縁より生ず。若し勝報・栄誉等の事を得るも、是れ我が過去の宿因の感ずる所にして、今方に之を得るのみ。縁尽きれば無に還る。何の喜びか之れ有らん。得失は縁に従い、心は増減無く、喜風動かされば、道に冥順す。是の故に、説いて随縁行と言う。（柳田聖山『達磨の語録』）

人間の本質は無我であるにもかかわらず、過去の業縁によって、さまざまな苦楽を体験している。成功や名誉に恵まれたところで、過去の縁が熟して起きているだけであって、それが尽きてしまえば、無に帰する。別に喜ぶほどのこともない。現象世界の出来事は起きるに任せて、その一々に心を動かされないのが随縁行であって、それが仏道にかなっているというのだ。

つまり、ここに説かれていることは、「個」が体験する生老病死という運命をそのまま受け入れ、「一」の世界に帰投していくという解脱の智恵である。もちろん、このような仏典が生まれた時代に、科学的な生命操作のオプションが存在したわけではないが、ブッダの目から見れば、現代の生命科学が追求して止まない個体生命の延命などは、現世でいたずらに苦を積み重ねるだけの妄想の所作以外の何者でもなかっただろう。

しかし、このような輪廻転生という考え方が成立するためには、個体生命としての「個」だけではなく、時間と空間を超えた「個」以上の何がしかが存在するという前提が必要となる。それは何か。

仏教の唯識学では人間の意識は八種類に分けられるが、眼識（視覚）・耳識（聴覚）・鼻識（臭覚）・舌識（味覚）・身識（触覚）の五感の働きを前五識と呼ぶ。第六識は、感情・意志なども含めたいわゆる「心」の働きである。さらにその深層にあるのが、第七識の「マナ識」と第八識の「アーラヤ識」である。マナ識は潜在的な自己我執着心であり、アーラヤ識は、さらにその深層にあって以上のすべての識を生み出す根源的な識である。そしてそれこそが、輪廻転生の真因であるといえよう。

この世の人々は、アーラヤを好み、アーラヤを楽しみ、アーラヤを喜んでいる。そのような人々にとっては、この道理はとても理解できない。（中略）たとい私がダンマを説いても、人々は理解できないから、私はただ疲労して悩むだけであろう。（『自説経』「南伝大蔵経」巻二三）

これはダンマ（法）が自身の上に顕現してきたとき、その体験があまりにも深遠であったため、ブッダが思わず口にしてしまった言葉である。アーラヤ識のアーラヤは、何かを「保有する」「蔵する」という意味をもつので、「蔵識」とも訳される。では何が保有されるのか。

われわれがこれまでに経験してきた一切である。過去のあらゆる行為が沈殿してアーラヤ識に記憶されるのである。ちょうど香りが衣服に移り、残り香となるように、行為の記憶が人間の深層意識に植え付けられ蓄積されていく。そのプロセスを「熏習《くんじゅう》」という。またアーラヤ識に熏習された行為の記憶は、「種子」と呼ばれる。

日常のあらゆる行為は沈殿して「種子」となり、再び新たな行為を生み出していく。やがて芽が出て成長していく植物の種子のように、「種子」は心の奥底に保たれて、その後の自己形成力となり、ふたたび具体的な行為をもたらすのである。ただし、その「種子」の一つひとつが熟するのに時間的ずれがあるため、「異熟業」(kamma-vipaka)とも言われることがある。

ただし唯識説によると、アーラヤ識のなかには誕生以来のすべての行為の記憶だけではなく、永遠の過去以来の行為の種子が保有されているという。つまりアーラヤ識は、「個」の生涯をはるかに超えて、遠い過去から絶え間なく相続されて現在に至り、さらに未来に向けて流転していく心的領域である。

要するにアーラヤ識は、過去の経験の総体である。そしてこの識を基盤としてのみ現在の「個」、そしてそれに伴うさまざまな心的現象が形作られる。第六識までが感覚や表層意識に相当するなら、第七識のマナ識がユング心理学でいう個人無意識、第八識のアーラヤ識が普遍無意識に相当すると考えてよい。

つまり、輪廻転生を繰り返す「個」という実体が存在するのではなく、それはすべて想念の世界の出来事なのである。その想念のいちばん深層にあるのがアーラヤ識であり、それがゆえにさまざまな執着を得るのであるが、われわれはそれを苦と思うどころか、それを楽しみ、それに酔い痴れているところがある。

近代文明というのは、人間的な欲望を、「肉」をもって生きる「個」が当然享受すべきものとして肯定する文明のことであり、そこでアーラヤ識の蒙昧はますます深まっていく。ひとたび、カルマのスパイラルにはまり込んでしまうと、それを自覚することすら困難である。そういう時代思潮のなかで、「個」の虚妄性を指摘したところで、まったく説得力をもたないというのが現状であろう。

しかし、虚妄の「個」を実体視する近代文明が、このままの方向で驀進していけば、遠からず行き詰まることは自明の理と言わざるを得ない。その兆しとして、人類社会において、絶望的な経済格差、宗教紛争、環境破壊が急速に顕著なものになりつつある。

だからこそ、生命倫理というものを単に個別の生命科学技術の倫理性を問い質すという狭い枠組みに留めおかずに、近代文明への反省の契機にすべきだというのが、筆者の譲ることのできない主張である。

生命倫理の役割はどこにあるのか

人間が欲望を離れることは、よほど高徳の士でもないかぎり容易ではない。文明の進化の度合にかかわらず、人類の霊性がいまだに未熟なものに留まっているという現状を認識するなら、生命科学と先端医療には、できるだけの法的制約をかけていくのが望ましい。

生命倫理学でいう「滑り坂理論(7)」を唱える人たちが懸念するように、一度、突進してしまえば、取り返しのつかない事態を招きかねない。誕生してしまったクローン人間を抹消する権利は誰にもないし、どれだけサイボーグ化されていたとしても、人間であるかぎり、その基本的人権は認められなくてはならない。

しかし現実には、テクノロジーの盲目的進行には歯止めが利かない面がある。もちろん、明らかに反社会的結果を招く研究は、国際機関を通じてでも厳しく法的規制を行なうべきであるが、生命科学と先端医療における先駆的研究を全否定するような法的措置は、かえってその研究を地下の闇世界に押し込めることになるだろう。また、それらの研究が生み出す技術を一切使用禁止にすることも、同様な危険性を招くことになる。

そのような状況における生命倫理の役割がどこにあるかといえば、先端的テクノロジーが孕む倫理的かつ精神的意味についての議論を、なるべく一般市民の前にさらけ出していくことにある。生命科学や先端医療の現状と、そこに潜在する倫理的問題が十分に理解された上で、可能なテクノロジーを利用するかどうかは、個人の判断に委ねるより道がない。

つまり、これから実際に起きようとしているのは、リー・シルヴァーが警告するようにジーン・リッチ（gene rich）かジーン・プア（gene poor）かの二極化ではなく、一定の見識に基づいた自己判断能力をもつ自主的市民と、無見識のまま世情に流されていく他動的市民の二極化であろう。提供されたテクノロジーを利用するか拒否するかは、あくまで本人の自由であって、必要以上に社会規制をかけるべきではない。差し出されたものを受け取る智恵もあれば、それを受け取らない智恵もある。

現代の生命倫理の役割は、特定のテクノロジーの道徳的是非論を押し付けるのではなく、一般市民が適正な判断力を獲得するプロセスに、間接的に参画するだけである。それを少し比喩的に表現してみよう。

レストランに行って何を飲食するかというのは、本人次第である。最良の肉質のステーキがメニューに載っていても、菜食主義を貫いている人たちにとっては何の意味もなさない。その菜食主義者は、宗教的理由、もしくは栄養学的理由によって野菜しか食べないことに十分に納得しているわけである。

医師や栄養士などが、それなりのデータに基づいて肉食の弊害を語ることはできるが、それを禁止する権利は持ち合わせていない。専門家には、肉食とコレステロール値や、肉食と内臓疾患などの相関関係について、なるべく正確な情報を提供する責任があっても、それについての価値判断は控えるべきだろう。なぜなら、菜食が最善かどうかについても大いに議論の余地があるからだ。菜食に偏らず、適度な量の肉を摂取したほうがよいという説もあるし、実際にそれを実行している人も少なくない。

また、レストランの棚に世界の銘酒が並んでいても、酒が飲めない人にとっては無用の長物である。反対に、法外な値段を払ってでも、世界の美酒を口に含みたいと願う人もいる。医師が語ることができるのは飲酒の功罪までであって、国民がアルコール中毒症になると困るので、一九二〇年代のアメリカのように禁酒令を敷くべきだと考えるのは、出すぎた話である。

現在もアメリカには喫煙が健康に及ぼす弊害を理由に、全市禁煙にしている都市があるが、いかにもピューリタン的精神がまかり通っているようだ。私自身は喫煙者ではないが、あらゆる国で古代社会から存在してきた喫煙文化を全否定する発想には、どこか皮相なものを感じざるを得ない。バスの中に白人席と黒人席を設けるアパルトヘイトは許しがたい差別であるが、喫煙車と禁煙車を設けるのは差別ではない。前者は人種という天与の条件に対しての社会的強制であり、後者は本人の自由意志に基づく区別だからである。要するに、何を食べ、何を飲むかは、本人の思想と嗜好の問題である。

ここで本論に戻れば、生命倫理の研究者の責任も、生命科学と先端医療に関する特定の事項に対しての可不可を決定づけることではなく、それが包含するアンビバレントな意味合いを明確にすることである。専門的知識を持つ者は、その当人が与えられた選択肢のなかから、最適の選択をする手助けをするまでである。

むしろ、最近の生命倫理の問題は、議論があまりにも微細な専門知識を必要とするような性格をおびてしまったことである。もっと議論の仕方を平明なものにしないと、貴重な情報が市民の手に届かないものになってしまう。それでは、肝心なときに彼らの判断能力を高めることに貢献しないままで終わってしまう恐れがある。専門家同士の間では、高度に専門的な議論をしてもよいが、それを公共に提供するときは、なるべく平明なボキャブラリーで語る必要があるのは、そのためである。生命倫理を煩瑣哲学のように語り、それに満足するなら、そこにインテリの怠慢と傲慢が存在する。

諦めるという智恵

人類は近代文明の先端において、生命科学という大きな可能性を手に入れることになった。それは無限の可能性であるが、それと同時に無限の危険性でもある。生命科学の発展は餓える人々の空腹を満たし、病める人々の苦しみを止めることもできるが、反対に生命体系を攪乱し、人類の終焉を早める危険性をも齎《もたら》すことになった。

あらゆる意味で未熟な現在の人類社会が、生命科学というパンドラの箱を開けるには、いささか早すぎたのかもしれない。例えていえば、それは免許証をもたない少年が、高性能のスポーツカーを与えられたようなものである。運転技術と智恵さえあれば、それは人類の福祉に役立つものであるが、その両者を持ち合わせず、そのクルマを運転しようとすることは危険極まりない。

現代人が持ち合わせないのは、「諦める」という智恵である。すべてを自分のほうに取り込もうとしている。また、それを取り込むだけの資産と技術が与えられている人も少なくない。財力、名声、権力を手に入れた者は、それだけでは飽き足らず、より完璧な生命を手に入れることが、次なる欲望の対象となりつつある。

運よく勝ち組に属し、おのれの望むところのものを手に入れた者が、かえって不幸になったという例証には事欠かない。その一方で、幸福になったという確証は稀である。欲望には、限界がないからだ。つねに新たな欲望の対象を見いだし、それを手に入れるために躍起になっているのが、たいていの人間である。その挙句に、自分たちの生活環境を破壊し、自然の生態系も狂わしめている。今、人類社会に科せられているのは、文明の発展ペースが多少落ちようとも、既存の科学技術を最大限に活用して、勝ち組と負け組のギャップを少しでも狭めることではなかろうか。人間があらゆる方法を駆使して追求してやまない幸福は、むしろそちらの方向にあるように思われる。

それには、そろそろモノを取り込もうとする行為の愚かさに目覚めなくてはならない。開発された技術があっても、それを使わないという選択肢もある。それを使うことよりも、使わないことのほうが勇気がいる。日本には恐らく原爆を製造する能力があるのだろうが、それをしないのは唯一の被爆国としての見識である。もっと卑近な例をあげれば、駅や職場にエレベーターやエスカレーターがあっても、足腰を鍛えるためになるべくそれらを使わないのも、個人の見識である。

現代の生命倫理というものは、そういう個人の見識に基づいたものであるべきである。文明の趨勢は止めることができないが、そのなかでどのように生きるかは、個人の生死に対する認識がどこまで深められているかによって大いに異なる。

だからこそ、生命倫理を単に個々の科学研究の是々非々を問う学問に留めず、人間の存在意義を問いかける哲学思想にまで昇華するべきなのである。

註

（1）黄禹錫（ファン・ウソク）ソウル大学教授（当時）は、二〇〇四年二月に体細胞由来のヒト・クローンから胚性幹細胞（ES細胞）の作成に成功、さらに二〇〇五年五月に患者の皮膚組織から得た体細胞からES細胞の作成に成功したと、『Science』誌に二回にわたって発表した。韓国における国家的英雄となり、官民あげての大きな支持を受けたが、卵子の不法入手問題をきっかけに、論文内容が全面的に捏造されたものであることが明らかになった。

（2）ソ連の生物兵器計画の実質的責任者であったケン・アリベック Ken Alibek が、米国亡命後に著わした『バイオハザード』（Arrow Books, 2000）にはソ連やインドにおける生物兵器開発の状況や実験室感染による死亡事故などが報告されている。

二〇〇一年にアメリカが、微生物または有毒物を平和目的以外に開発・使用・貯蔵することを禁止している生物科学兵器禁止条約（BWC）の議定書に調印するのを拒否した事実も、さまざまな憶測を呼んでいる。

（3）持続的な自己意識をもったパーソンのみが生存権をもち、それがない人間の胚、胎児、新生児、植物状態や脳死状態の患者に必ずしも人格を認める必要がないという理論（"Personhood", in *A Companion to Bioethics*, Helga Kuhse and Peter Singer ed., Oxford : Blackwell, 1998）。

（4）ヒト胚から取り出した幹細胞（ES細胞）は、受精卵と同じように体のあらゆる臓器や組織に成長させることができるとされ、「万能細胞」とも呼ばれる。しかも幹細胞を使うと、患者と同じ遺伝子を持つ臓器が再生でき、拒絶反応のない移植医療が実現すると期待される。「万能細胞」はクローン胚を使っても作成が可能であるが、それを女性の子宮に着床させ、クローン人間を作ってしまう懸念がある。二〇〇六年夏、京都大学再生医学科学研究所が世界で初めて、マウスの皮膚細胞を初期化させる方法によって「万能細胞」を作りだす実験に成功している。

（5）パーリ語の「Dhamma ダンマ」（サンスクリット語ではDharma ダルマ）は、「あるべき姿」を意味するが、仏教用語としては「真理」や「法則」という意味で使われている。

（6）モノを考える大脳、体の運動を指令する小脳、内臓の働きの管理など人間の生命を維持する脳幹が全部死んでしまった状態を脳死という。脳幹が死んでしまった状態だけでも脳死と呼ぶ専門家もいる。いわゆる植物人間は意識がなくとも、自発的呼吸をし、痛みなどの刺激に対して反応を示す。管で食物を胃に送り込めば、消化もできる。これに対して脳死状態の人は、必ず人工呼吸器を必要とし、外部からの刺激に反応しない。臓器移植の必要性から脳死を死とみなすかどうかをめぐって、議論が続いている。

（7）別名、「楔《くさび》理論」とも呼ばれるが、ある事柄について従来の規制を外してしまうと、滑りやすい下り坂を転げ落ちるように、加速度的に既存の価値観が崩壊するという論法のこと。たとえば、ひとたび脳死を死と認めてしまえば、次には植物人間にも、さらには何らかの障害をもつ人間にも、そして究極的には特定の人間集団にも生を認めず、死を宣告することになる危険性があるといった議論のことである。

参考文献

木村清孝『華厳経をよむ』NHKライブラリー、一九九七年
小坂国継『西田幾多郎の思想』講談社学術文庫、二〇〇五年
坂本幸男・岩本裕監修『法華経』上巻、岩波文庫、一九八三年
玉城康四郎『華厳入門』春秋社、二〇〇三年

玉城康四郎『ダンマの顕現』大蔵出版、一九九五年
玉城康四郎『仏教の根底にあるもの』講談社、一九八三年
町田宗鳳『人類は「宗教」に勝てるか』NHKブックス、二〇〇七年
町田宗鳳「ヒンドゥー教に学ぶ〈いのち〉の哲学」小松美彦・土井健司編『宗教と生命倫理』ナカニシヤ出版、二〇〇五年、所収
柳田聖山『達磨の語録——二入四行論』ちくま学芸文庫、一九九六年

2 クローンと不老不死

鎌田東二

一 旧約聖書の「神」と「不老不死」

「不老長寿」や「不老長生」や「不老不死」は人類の究極の欲望である。そのことは、道教の神仙思想ばかりではなく、ユダヤ教、キリスト教、イスラム教の三宗教の聖典である「（旧約）聖書」の冒頭の物語にも暗示的に示されている。

旧約聖書には、アダムとイブが蛇の誘惑により神の戒めを破ってエデンの園の中央の木の実をとって食べた印象深いエピソードが物語られているが、キリスト教徒はこれを「原罪」と捉え、その根源的な「罪」を贖うために神より使わされた「神の独り子」がキリスト（救世主）・イエスであると信じている。興味深いことは、アダムとイブが食べた木の実が「善悪を知る木」の実であったことと、「神の独り子」とは神とどのような関係にあるのか、神はどのようにして「独り子」をもうけたかということである。

前者についていえば、そもそもエデンの中央には「善悪を知る木」が立っており、神はその木の実をとって食べてはならないと禁止していた。すなわち、「あなたは園のどの木からでも心のままに取って食べてよろしい。しかし善悪を知る木からは取って食べてはならない。それを取って食べると、きっと死ぬであろう」(「創世記」二―三)と固く禁じたのである。

だが蛇はイブに、「それを食べると、あなたがたの目が開け、神のように善悪を知る者となることを、神は知っておられるのです」(同、三―四)とそそのかし、イブはその誘いに乗ってこれを取って食べ、夫にも食べさせると、確かに二人の目は開けたのだが、その「目」のために自分が「裸」であることを自覚し、局部をいちじくの葉で隠した。神はそれを知って大いに怒り、アダムに労働の苦しみを、イブに出産の苦痛と夫に服従する役目を負わせ、エデンの園を追放した。そして人間に、土(塵)から生まれて土(塵)に帰る「死」を与えたのである。「あなたは土から取られたのだから、あなたは、ちりだから、ちりに帰る」(同、三―一九)と。ここでは、死の始まりと神への違反が密接に連動している。

この物語は、神の特性が「善悪を知る者」であることを示唆している。つまり、それは神が叡智的存在であるということである。だがここに、神のもう一つの特性がある。それは永遠の生命という特性、言い換えると、神は死なない、すなわち「不死」であるという特性である。

実は、エデンの園の中央には「善悪を知る木」の他にもう一本の木が立っていた。それが「命の木」である。神はアダムとイブをエデンの園から追放する際、次のように語る。「見よ、人はわれわれのひとりのようになり、善悪を知るものとなった。彼は手を伸べ、命の木からも取って食べ、永久に生きるかもしれない」（同、三―二二）と。

意味深長な言葉である。ここには、人間が「善悪を知る木」の実を食べて、「われわれ＝神々のひとり」のようになり、さらに「命の木」の実を取って食べると、「永久に生きる」永遠の生命を手に入れ、完全に「神々のひとり」となってしまうということが示されている。とすれば、神あるいは神々は善悪を知る叡智的存在でありかつ永遠の生命を持つ者（＝不死）であるということである。その二つが神の根本特性であるということである。興味深いことは、このエピソードにおける神はどうやら「唯一神」ではなく、「多神」であるかのように描かれている点だ。だがここでは、そのことを論じるのが主たるテーマではないので、これ以上論及しないでおく。

さて、問題は「命の木」である。そしてその木の実を取って食べると神のような「永遠の生命」を手に入れることができる。しかし、神はそのことを怖れて人間を追放し、二度とこの地に戻ってこられないように、天使ケルビムに「道」を守らせた。「そこで主なる神は彼をエデンの園から追い出して、人が造られたその土を耕させられた。神は人を追い出し、エデンの園の東に、ケルビムと、回る炎のつるぎとを置いて、命の木の道を守らせられた」（同、三―二三）。

この聖書の物語は、人間が根源的に善悪を知る叡智と永遠の生命を求めてやまない存在であることを印象づける。神とは「善悪を知る」叡智と「永遠の生命」を持つ存在であるが、人間はある意味で神になり損ねた半端な存在である。悪魔とされる蛇は人間の始祖に「神のようになる」とそそのかせて、人間に禁断の実を取って食べさせた。しかし、人間はそれを食べるには食べたが、神に見つかり、見咎められ、永遠に二度とその木の実を取って食べることがないように厳罰を下されてエデンの園を追放されたのである。

これを、別の側面からいえば、神は人間に神のようになることを禁じたということである。そして、人間が知恵と永遠の生命を手に入れることを制限したということである。ということは、さらにそれを言い換えると、人間が何よりも手に入れたいと望んだものこそ、神のような叡智と永遠の生命（＝不死）であったということであろう。

神は永遠の生命という、「不老不死」なる最高存在である。最古の叙事詩の主人公とされるギルガメッシュ王や秦の始皇帝に典型的に現われるように、人間はそのような「不老長寿」や「不老不死」を追い求めてきたといえる。不可能性の追求に身を投じてきたのである。

そして、アダムとイブの時代から長い長い時を経て、現代の生命科学は神の禁止した禁断の領域に分け入っていこうとしている。そのことを告げる著作がプリンストン大学教授の分子生物学者リー・シルヴァーの『複製されたヒト』（*Remaking Eden*）である(1)。リー・シルヴァーはそこではっきりと人間の再挑戦の意図を〝Remaking Eden〟と命名している。「ふたたびエデンを作る」、「リメイクする」とは、言うまでもなく、もう一本の木（「命の木」）の実を取って食べるということを意味している。つまり「永遠の生命」を手に入れるということ。それがクローニングの技術を通して達成されようとしている〈現代の神話〉である。

とすれば、クローン人間の創造というのは、単に「永遠の生命」を手に入れようとする行為であるだけでなく、人間という存在の再創造と再定義を行なおうとする〈新しい創世記〉の創造という、神話学的人間学的次元の問題でもあるということであろう。

このような人間の再定義には、実は先行するモデルがある。多くのキリスト教徒には異論があるだろうが、神が「神の独り子」を人間世界に派遣したというキリスト教徒の信仰は、神が神の叡智と永遠の生命を遺伝子として持つ神クローン・キリストを創造し、遣わしたと捉え直すことができるからである。イエス・キリストのゲノムは神と同一であるという、ゲノム科学的な神・キリスト理解は、荒唐無稽な解釈とは言い切れない。「神の独り子」という信仰および神学的概念は、神ゲノムの複製者＝救世主イエスという生物学的概念に容易に変換されるということ。リー・シルヴァーの挑戦的な著作にはそのようなキリスト教神話や神学に対する叛旗とその前提をなすものが暗喩されているのではないか。

二　インターネットのなかの「不老不死」と「神」

二〇〇六年四月現在、「不老不死」という項目を検索エンジン「Yahoo! JAPAN」で検索すると四二万件がヒットする。極めて多い数である。そのなかには、「不老不死研究所」とか「不老不死化計画」とかと称するサイトも含まれ、「不老不死」に関する多様な情報を分類整理して提供している。興味深いのはこれらのサイトの主な管理者が二十代前半の大学生らしいことだ。現代のネット社会のなかで、「不老不死」というテーマに多くの強い関心が集まっているのは事実である。そこには、老いることや死ぬことへの不安と恐怖もあるだろう。しかしそれだけでなく、現代科学技術や医療現場における「不老不死」的テーマへのアプローチに対する関心と欲求もあると思われる。

実際、このようなサイトでは、老い（老化）についての科学的研究の紹介やそれを防ぐさまざまな処方箋なども紹介されている。例えば、老いを防ぐためには、薬を飲む、体を改造する、臓器を交換するなどして使えなくなった組織を治す、サイボーグ化（身体の一部を機械に置き換える）などの方法があり、それらのことが論じられたり、各種紹介されたりしている。二十世紀後半の生命科学や医療の発達に伴い、「人体改造」の市場は飛躍的に拡大しつつあるのだ。

一例を挙げよう。ロイター通信が「不死を約束するジェロン社の株価急騰」という記事を一九九八年十一月六日付で流している。そこには、「永遠の命を約束することほど、株価を上げるものはない」とセンセーショナルに書かれている(2)。

『ニューヨーク・タイムズ』や『ウォール・ストリート・ジャーナル』などで、米国のバイオテクノロジー企業のジェロン社が機能障害のある人間の臓器や組織の代わりとなる「不死」の細胞（ES細胞：胚性幹細胞）を作り、臓器移植や遺伝子治療を大きく進展させる可能性があると報道されると、同社のナスダック市場株価は一挙に二・五倍に急騰した。ジェロン社のトム・オカーマ研究開発担当副社長は、あらゆる細胞や組織に発達するES細胞を作ると、細胞が永久に生き続けるので「寿命をもたない」と言い、心臓疾患、パーキンソン病、脊髄損傷、アルツハイマー病、癌、糖尿病などの治療に多大な効果があると主張し、さらに、「適用範囲は広い。慢性的な変形性疾患は、臓器内の細胞全体に障害があるため、有効な治療方法のないものが多いからだ。われわれの方法を使えば、病気の本体に直接対処し、欠陥のある細胞を取り替えてしまうことができる……それも不死の細胞で」と述べたという。

これなどはES細胞開発が巻き起こす市場の動向に関する初期の事例であるが、そうした事例ばかりではなく、各種サイトを検索していると、時々、面白い記事に行き当たる。「不老不死」からは少し外れるが、遺伝子操作によって「神」を生み出そうという奇想天外と思えるプロジェクトの情報を取り上げてみよう。

ウェッブ・マガジン「Hotwired Japan」の二〇〇四年九月二十八日付に、カーリ・リン・ディーン（Kari Lynn Dean）が、「遺伝的に「神」の位置づけを探るアーティスト」（福井誠・長谷睦訳）と題する興味深い記事を寄稿している。それは、サンフランシスコに住むジョナサン・キーツというアーティストが提唱している、遺伝子操作で「神」を生み出すというプロジェクトの紹介記事である（以下、同記事に基づく）。

それによると、ジョナサン・キーツはさまざまな科学者の支援を得て遺伝子操作によって「神」を生み出そうとしているという。彼は、カリフォルニア大学バークレー校やスミソニアン協会に所属する生化学者、生物物理学者、生態学者、遺伝学者、動物学者を顧問として「神の分類に関する国際協会」（International Association for Divine Taxonomy）という研究組織を作り、系統発生図に基づく科学的な生命樹のなかでの「神」の位置づけを確定することを使命としている。

コンセプチュアル・アーティストのジョナサン・キーツは、現代の科学者の知恵と技術の協力を得つつ、研究の第一段階として、サンフランシスコの「モダニズム」ギャラリーで、三つのドメイン（細菌、古細菌、真核生物という細胞の構成による生物の分類法に基づく三つのドメイン）に分かれる生命樹のなかで「神」がどこに位置するかの仮説を発表した。彼は、この三つのドメインの上に「神」（Divinea）と名づけた四つ目のドメインを立て、そこに、多神教やヒンドゥー教の神々のほかに、エホバ、ヤハウェ、アラーといった名で知られる一神教の神を置き、「ディヴィネウス・デウス」（Divineus deus）という分類名を与えた。そのことに、「一神教の神は、名前は異なるが同じ神という扱いにした。植物が国によっていろいろな名で呼ばれても、学名が同じなのと同様だ」と説明しているという。

ジョナサン・キーツは、「通常、系統発生図において種の位置を決定するには、遺伝子配列を解析することになる。しかし、私が接触したなかでは、誰も神のＤＮＡサンプルを持っていなかった」として、二種類の仮説を考案し、その一つを細菌のドメインの近くに、もう一つを動植物界が属する真核生物のドメインの近くに位置づけた。

そして、遺伝子操作で「神」を生み出そうと計画し、一神教の神「ディヴィネウス・デウス」を「試験管内での継続的進化」という手法により、藍藻類とショウジョウバエの突然変異を促して「神」に近づけようと試み、これを「ダーウィンの唱えた自然淘汰を加速したもの」で、標準的な科学的手法と説明している。

こうした「実験」をほとんどの科学者は「科学」とは認めないだろうが、ジョナサン・キーツはそれを標準的な科学的手法と考えている。さらにうさんくさくも面白いのが、アウグスティヌスからマホメットまで「神を目にした」という見神的宗教家の著作を検討し、「神への賛美も神に近づく条件の一つ」と判断して、「神への祈り」が録音されたMP3プレーヤーを実験室に持ち込み、ユダヤ教の「シェマ」、イスラム教の「アラー・アクバル」（神は偉大なり）、キリスト教の「キリエ・エレイソン」（主よ、哀れみたまえ）の三つの祈りを用意し、「突然変異」を促そうとした。そして、ショウジョウバエにキリスト教の祈り「主よ、哀れみたまえ」を聞かせた場合、対照群と比較して個体数が増え、その増加率は統計的に有意なものだったという。

無自覚な「多神教」文化圏にいるわれわれにはこのような「実験」は荒唐無稽とも非科学的とも映るだけでなく、そもそものような「神」への実験意図自体を理解することもはなはだ困難である。ジョナサン・キーツはユダヤ人だというが、そのことがどれほど関与しているのかも不明である。しかし、「無作為の突然変異によって、ショウジョウバエは、より神に近くなったようだ。崇敬の念を摂取して神性へと変換したものと見られる」と真顔で語るジョナサン・キーツには、「リメイキング・エデン」への飽くなき欲求が見て取れるのではないだろうか。

実際、中世のキリスト教神学者は「神の存在証明」をさまざまな観点から試みた。ある面では、初期の自然科学もまた新しい「神の存在証明」であるという一面を持っていた。そのことをジョナサン・キーツの「実験」と「仮説」は想起させてくれる。実際、彼はアウグスティヌスやトマス・アクィナスが求めたように、「信仰と理性」の平和共存を探りたいと述べているのだ。「科学と宗教の間には大きな溝があり、どちらかの立場を選ばないといけないという気持ちになってしまう。このため、いずれの立場にあっても、われわれすべてがもう一つの立場を許さない原理主義者になってしまう恐れもある。科学者は立証できる経験的証拠がないという理由で神を拒絶し、宗教は科学が聖書に書かれていることから外れたとたんに、科学の用いる方法を拒絶する」、「私は、信仰と理性が矛盾することなく両立できるかどうかを探ろうとしている。それは可能だと思う。つまり、このプロジェクトは、本当の意味において思考実験なのだ。両極端の仮説をふまえ、それらを統合することによって、実験結果の示唆する意味を明確にできるのではないかと思っている」と。

この「実験」を、ベイラー大学の宗教哲学者ウィリアム・デンスキー准教授は「科学的に幼稚で、神学的にも有効ではない」と批判しているという。このようなやりとりや「神の分類に関する国際協会」という組織の理念や運営や議論を見ていると、人類という種が「神」という、叡智と永遠性の根源の謎を解明したいという不可思議な欲求にとり憑かれた存在であると思わずにはいられない。

三　ファン・ウソク教授によるES細胞捏造事件とクローン問題

さて、万能細胞といわれるES細胞をめぐっては熾烈な開発競争が行なわれているが、二〇〇五年五月十九日、韓国ソウル大学ファン・ウソク教授などの科学者チームが、脊髄損傷、先天性免疫不全、若年性糖尿病などの九人の患者の体細胞から取った核を移植してクローン胚を作り、そこからES細胞を取り出すことに成功したと報道された時は、世界中に大きな衝撃を与えた。

その反響は甚大で、受け止め方は、クローニング研究に画期をなし、未来の再生医療に福音をもたらすものと肯定的に評価する人々と、ヒト・クローン化への拍車をかけるものと警戒し否定的に評価する人々とに分かれた。

前者は、病気や怪我を自分自身の細胞を用いて治す時代の到来を告げる第一歩となるとその「成功」を歓迎した。患者本人とまったく同じ遺伝構造を持つ組織や臓器を作ることができれば、これまでのように免疫抑制剤を使う必要もなく、拒絶反応が起こる心配がないために、再生医療、移植医療に測り知れない恩恵をもたらすと受け止められ、このクローン胚からのES細胞の作製は、臨床への実用化の道をつけるものとなると期待されたのである。

一方、後者のヒト・クローニングに反対するグループは、ES細胞を取り出す時、胚が破壊されることを問題視し、それは「人を殺すこと」であり、「生命の尊厳」や「人間の尊厳」を侵すものと強く批判した。そして多くの人権保護団体や中絶反対派やキリスト教などの宗教団体が反対の立場をとっている。

ところが、二〇〇五年十一月以降、ファン教授らの研究が生命倫理上の問題を抱えており、アメリカの共同研究者も共同研究を中止したと報道されたので事態は急変を告げることになった。問題は、卵子の提供は無償であることが義務付けられているにもかかわらず提供者に謝礼を支払ったことと、その提供者がこの研究を手伝っている大学院生の一人である疑惑があるという二点だった。

その疑惑が広がり、二〇〇五年十二月二十三日、ファン教授のES細胞論文が捏造であったことがソウル大学調査委員会の中間調査結果として発表された。その要点は、①ES細胞一一株のうち四株はカビの汚染により破壊されていた、②三株はES細胞と確認できる前の段階のもの、③二株は記録自体が存在しない、というものだった。

ファン教授は「衝撃、失望を与えた」と謝罪し、同日、教授職辞任を申し出た。二〇〇五年度だけで二七五億ウォン（約三一億円）の巨額の研究費を受けていたというファン教授は、韓国内で「最高科学者」第一号の称号を受け、ノーベル賞に最も近い科学者と尊敬されていたが、最先端の国際研究競争と巨額研究プロジェクトの圧力のなかで、科学者として自己破壊にまで突き進んだといえる。

この事件は、クローン研究やES細胞研究の問題だけでなく、先端科学技術が国家や企業の政治経済的戦略と結びついて巨大プロジェクト化した時に、人間として、あるいは集団として陥りやすい欲望や野心や虚偽の罠の在り処を際立たせた。その他にも、科学技術研究やその実施が倫理や法の基盤を突き崩していくという事態が頻発している。

科学が単なる事実や法則の探究ではなく、技術や産業や医療および社会福祉事業などと結びつくことによって、人間の欲望や野心や利害に火を点け、その結果人類や生命や環境に多大な破壊的被害をもたらすことがあることが深刻なほど露わになってきたのである。科学技術と産業文明は生命にとって両刃の剣であるどころか、その性質上、破壊的な方向に大きく傾いていることが露出してきたといえる。

クローンについては、これまでヒト・クローニングに関しては反対意見が強く、法的な規制が設けられ、ブレーキがかけられてきた。が、植物や動物に関しては、食品の品種改良や開発という観点から激しい開発競争が繰り広げられ、植物に関してはクローニング技術を応用した遺伝子組換え食品がすでに市場に出回っている。そして、動物に関しても実用化の段階に入っている。すでに、クローン羊、クローン・マウス、クローン牛、クローン猫、クローン兎、クローン豚、クローン山羊、クローン騾馬、などが作られている。

そのなかで身近なところで実用化されているクローン牛を取り上げてみよう。クローン牛とは、核移植によるクローン技術によって生産された牛のことで、受精卵を用いた受精卵クローン牛と体細胞を用いた体細胞クローン牛の二種がある。これらのクローン牛を作る目的は、いずれも家畜の改良および生産性と品質の向上にある。乳量が多く、肉質に優れ、飼料効率のいい生産性の高い牛を大量生産し、コストを下げて国際競争力を高めていこうとするもので、これは動物植物を問わず、クローン研究の主要目的である。

こうして、受精卵クローン牛は一九九三年から食肉として出荷され、また受精卵クローン牛の牛乳は一九九五年から出荷され始めた。すでに私たちの生活圏のなかにクローン技術とクローン商品は入り込んでいるのである。

このように、クローン動物やクローン植物の製造は是か非かという議論より先に現実が進行しているのだ。消費者が十分に事態を把握することのない間にクローン動物の開発・商品化・販売が急速に進むなか、クローン人間の「製造」についてだけは今のところブレーキがかかっている。各国ともにその倫理性に基づき、クローン人間を作ることに反対しているからだ。もしクローン人間が作られた場合、家族形態（親子関係）、養育問題、人権の保障、相続問題などさまざまな問題が生起すると考えられる。さらには、いわゆる父母を持たないクローン人間自身が自分自身のアイデンティティをどう認識し、位置づけ、自己の居場所を定めていくことができるか、未知なる事態と困難が発生することが懸念される。

クローン動物が免疫系統に問題を抱えていることが指摘されているが、アメリカでは二〇〇一年にヒト・クローン研究の全面禁止法案が可決され、違反者には一〇年以下の懲役か一〇〇万ドル以下の罰金が科せられることになったが、同年、イタリアの産婦人科医のセベリノ・アンティノリ医師らがクローン人間を作ると発表してセンセーションを巻き起こした。無精子症などによる妊娠の可能性のないカップルにおいて、男性の体細胞から核を抽出して核を取り除いた女性の受精卵に移植し子宮に戻して出産させるという。また同年には、新宗教団体「ラエリアン」が設立したバイオ企業クロネイドが、生後一〇ヵ月で死亡した乳幼児の冷凍保存した血液の核を卵子に移植しクローン人間を誕生させると発表し、やはりセンセーションを巻き起こしたが、いずれも実行はされていないようだ。

だが、クローニングは着々と進行し、バイオ産業や医療現場の最前線の科学技術となっている。私はこのようなクローニングの発達に旧約聖書や新約聖書の神の「創造」説やキリストの「受肉」説が微妙な影響を与えているのではないかと推測している。

旧約聖書の冒頭の書「創世記」において、神は七日間で天地を「創造」したと記述される。そして神は、動物植物を「創造」した後、六日目に最後に人間アダムとイブを神の「似像」として「創造」した。この時、神は言う。「われわれのかたちに、われわれにかたどって人を造り、これに海の魚と、空の鳥と、家畜と、地のすべての獣と、地のすべての這うものとを治めさせよう」と。旧約聖書によると、人間だけが他の動植物と違い、神の「似像」として創造されたとされる。そして、「生めよ、ふえよ、地に満ちよ、地を従わせよ。また海の魚と、空の鳥と、地に動くすべての生き物とを治めよ」と祝福し、人間に特権的な位置と力を与えたのである。そして、さらに、神に違反した人間を救済するために「神の独り子」として派遣されたイエス・キリストは、「ヨハネによる福音書」では、神の言葉の「受肉」（incarnatio）とされる。

このような聖書的生命観や人間観やキリスト観は、すべての物体や現象に魂の宿りとはたらきを見るアニミズム的思考や生まれ変わりを信じる輪廻転生の思想に比して、遺伝子操作やクローニングを受容しやすい思考形態を生み出したといえるのではないだろうか。アニミズムや輪廻転生思想は基本的に人間の生命も動物の生命も同じと見る生命平等観を内在させているが、人間に特権的な位置と力を与える聖書的生命観は生命世界のヒエラルキーと差別観を内在させているからである。

アニミズムや輪廻転生思想を内在させる日本において、今なお脳死や臓器移植に不信感や抵抗が少なくないのは、そうした宗教文化的背景や思想基盤の違いに基づくものではないだろうか。

四　聖書の神と古事記の神と「永遠の生命」

日本神話を紐解くと、神々も永遠の生命を持っているわけではないことが表現されている。もちろん、神々といっても「八百万《やおよろず》」であるので、自然神や人格神など、さまざまな神がいるわけだが、日本列島の島々を「国産み」し、石の神や海山の神や風の神を産んだイザナミノミコトは、火の神カグツチを産んだことがもとでホト（女陰）を焼き、病み衰えてついに黄泉《よみ》の国にみまかったと記載される。夫のイザナギノミコトは妻の「死」を悼み、嘆き悲しんで、剣を振るって「死」の原因となった火の神カグツチの首を切り、その首から飛び散った血潮や死体からまたさまざまな神々が化成したと伝えている。

とすれば、ここでは少なくとも神の特性として「永遠の生命」は想定されていないといえよう。これは聖書の神観とは大きな違いがあり、それは神観のみならず、生命観や人間観の違いにもつながっていく。

興味深いのは、日本神話の神々の記述のなかに、神の死体からさらなる神々が化成したり（カグツチ神話）、五穀が化成したり（オホゲツヒメ神話）することだ。さらには、イザナギの禊祓いの場面では脱ぎ捨てた衣服や、投げ捨てた杖や冠からも神々が化成し、ついには左右の目や鼻を洗った時に貴い三人の神々（三貴子＝アマテラス・ツキヨミ・スサノヲの三神）が化成したと記されている。実に奇想天外な記述であり、発想ではないか。

日本神話においては、神々は場所からも物からも生まれ出る。そして、死ぬこともある。とすれば、神々は不変にして「永遠の生命」を持つわけではなく、絶えざる変容のなかにあって、死と再生を繰り返し変化し続けているということになる。

このような神観や生命観を伝承してきた文化のなかでは、死と再生を希求することはあっても、「不老不死」などの「永遠の生命」を希求する強い欲望は生まれにくいのではないだろうか。「無常」とか「もののあはれ」という言葉や情感が感覚的に共有されてきた文化のなかでは、脳死・臓器移植という生命の部分化・部品化には少なからぬ抵抗が生まれるのであろう。

日本に「不老不死」の観念が入ってきたのは、徐福によるものと伝えられている。史実かどうかは不明であるが、紀元前二一九年、秦の始皇帝の命により、徐福は「不老不死」の薬を求めて山東省を出発し、日本に渡ってきたという。熊野の新宮には徐福上陸伝承や墓と伝えられるところがある。その徐福の日本渡海は『史記』にも記されている。

徐福が「不老不死」の薬として伝えたのはクスノキ科の常緑低木「天台烏薬」であるという。その根にはリンデランやリンデレン、ボルネオールなどのテルペン系の成分が含まれるので、芳しい香りがし、健胃剤や強壮剤となったという。だが、このような話は古事記や日本書紀には一切記載されていないのである。日本では「不老不死」はそれほど強く求められなかったということなのだろうか。

五　「不老不死」の探究と人間の不安と死

現在、日本は世界一の長寿国であり、少子高齢化社会に突入している。国連人口基金の推計によると、二〇五〇年に先進国の高齢化率は二四・七%に達するという。国立社会保障・人口問題研究所の推計では、そのとき日本では高齢化率（六五歳以上の人間の割合）はもっと高く、三二・三%に達するという。そして、高齢者数は約三二四五万人と予想されている。男女ともに平均寿命は八〇歳を超える。

そのような高齢化社会において、どのような生命観・人生観の変化が起こるだろうか。生命科学の発達や遺伝子操作やクローニングの技術や「不老不死」に近づくテクノロジーの進展が何をもたらすだろうか。

押井守監督は『攻殻機動隊』や『innocence』においてサイボーグ化された人間の実存的不安を描き、福田己津夫監督は『機動戦士ガンダムSEED』で遺伝子操作により生まれた「コーディネーター」と通常の人間「ナチュラル」との対立と戦争を描いているが、老化防止や能力拡大を身体を機械に置き換えることで達成するか、遺伝子操作によってリー・シルヴァーの言う「ジーン・リッチ」となり、究極的には「不老不死」の細胞を獲得するか、今後、「人体改造」市場はさまざまなＳＦもどきの「商品」を提供していくに違いない。

実際、モータリン遺伝子やテロメアや老化を抑制するといわれるクロトー遺伝子の発見により、細胞に寿命があり、その寿命を延長する、つまり細胞分裂の回数を減らしテロメアを短縮させない方法が開発されつつあるのが現在の科学技術市場の状況なのである。そしてそれは加速度的に進んでいる。

老化とは、加齢により臓器の機能が低下してホメオスタシスを維持することが困難となって死に至る過程をいう。その老化の原因については、遺伝子にプログラムされ、寿命も遺伝子により制御されているというプログラム説や、DNAやタンパク質の突然変異によって遺伝子の配列が変化するというエラー説や、コラーゲンなどの物質が複数の高分子と結合して細胞障害を起こす新しい高分子を作るというクロスリンキング説、タンパク質や核酸や脂肪などと化学反応を起こして障害を起こす不対電子を持つ分子のフリーラジカルによるというフリーラジカル説、加齢による免疫機能の低下で自己の体の成分に対して抗体を形成するという免疫異常説、細胞の代謝速度が老化や寿命を支配するという代謝調節説などがあるという(4)。

これら老化の原因とそのメカニズムを探ることにより、老化を防ぐ技術を開発し、それを市場に提供する競争が進行しているのである。ジェロン社を始め、バイオ系のベンチャー企業は「不老不死」に近づくさまざまな「商品」を開発している。そのなかには、カロリー制限模倣剤とか活性酸素抑制剤とかテロメラーゼ酵素とかマン・マシーン化（サイボーグ化）とかES細胞を使った臓器交換とかも含まれている。

また、将来どんな科学技術が発達してより精妙な「不老不死」法ができるかわからないので、それまで遺体を液体窒素のなかに入れてマイナス二〇〇度で冷凍保存する人たちもいるという。「脳死・臓器移植の比較宗教学的研究」のメンバーの町田宗鳳氏と上田紀行氏と私は、二〇〇三年三月にアメリカ合衆国のカリフォルニア州にあるいくつかのバイオ産業を見学・取材し、ＳＦかファンタジーかと見紛うような「不老不死」をめぐる「人体商品」開発・提供が行なわれている様子の一端をかい間見た。

すべての人間は「死」という未知なる現象に対する不安や恐怖を抱えている。その不安や恐怖が強ければ強いほど、その逆に、「不老長寿」や「不老長生」や「不老不死」という「永遠の生命」に対する憧れと希求を抱く。であれば、死への不安や恐怖がある限り、「永遠の生命」に対する探究は止むことはなく、それゆえ真の安心がもたらされることはない。「不老長寿」や「不老長生」や「不老不死」を求めるよりも、むしろ死を見つめ、死ぬ覚悟を深くすることが問題解決の本質に近づく道であると私は思っている。つまり、「生老病死」の自覚あるいは諦念である。

生とは何か、生きるとは何かとは、死ぬことを問い、覚悟し、ただただ生きものとしてたんたんと死んでいくこと、それこそが人生の「一大事」ではないだろうか。

註

（1）リー・Ｍ・シルヴァー『複製されたヒト』東江一紀・渡会圭子・真喜志順子訳、翔泳社、一九九八年。
（2）「不死を約束するジェロン社の株価急騰」一九九八年十一月六日、ロイター通信。http://hotwired.goo.ne.jp/news/business/story/19981109101.html
（3）「Hotwired Japan」NTTレゾナント株式会社。S・ジェイ・オルシャンスキー、ブルース・A・カーンズ『長生きするヒトはどこが違うか？——不老と遺伝子のサイエンス』越智道雄訳、春秋社、二〇〇二年。
（4）井出利憲『老化研究がわかる』羊土社、二〇〇二年。

参考文献

平井俊策編『老化のしくみと疾患』羊土社、一九九八年
加藤尚武『脳死・クローン・遺伝子治療』PHP新書、一九九九年
粟屋剛『人体部品ビジネス』講談社選書メチエ、一九九九年
立花　隆『脳研究最前線』朝日文庫、二〇〇一年
立花　隆『宇宙・地球・生命・脳——その原理を求めて』朝日文庫、二〇〇三年
鎌田東二『身体の宇宙誌』講談社学術文庫、一九九四年
鎌田東二『神と仏の精神史』春秋社、二〇〇〇年
鎌田東二『霊性の文学誌』作品社、二〇〇五年
鎌田東二『霊的人間——魂のアルケオロジー』作品社、二〇〇六年
五木寛之・鎌田東二『霊の発見』平凡社、二〇〇六年
鎌田東二編『思想の身体　〈霊〉の巻』春秋社、二〇〇七年

3　エンハンスメントに関する小論
――能力不平等はテクノ・エンハンスメントの正当化根拠になるか

栗屋　剛

人間は生まれつき不平等である[1]。背が高い人と低い人、美しい人と醜い人、遺伝的に長寿の人と若くして遺伝病で死ぬべく運命づけられている人、頭のよい人と悪い人、運動能力が優れている人と劣っている人、音楽や絵画の才能に恵まれている人とそうでない人、……。この不平等――つまるところ、個体差（個人差）――がその人の人生のベースの部分を、あるときは恐ろしいほどに、決定する[2]。

人間はさまざまに不平等だが、本稿ではとくに能力の不平等[3]を取り上げ、その能力不平等とテクノロジーによる能力強化ないし増強（エンハンスメント）――テクノ・エンハンスメント――の関係について、具体的には、「能力不平等はテクノ・エンハンスメントの正当化根拠になるか」という点について、若干の考察を試みることにする。なお、能力の語の射程には広狭あるが、ここでは、生来の、すなわち、持って生まれた能力——とくに知的能力や運動能力——のほかに、それらをもとに後天的に獲得される能力をも含むものとする。

能力不平等

能力には個人差がある。その個人差に「不平等」の語をあてはめること自体に異論があるかもしれないが、その点はここではおく。能力はもともと不平等である。しかし、能力不平等はこれまで人類の歴史において長い間、一般には、あまりに当然のこと、当たり前のこととして、ほとんど問題にされて来なかった[4]。これまで基本的には、社会の秩序、とりわけ、社会における人々の役割分担に関する秩序は能力の不平等を当然の前提として構築されてきた[5]。すなわち、能力不平等は、結果的にではあるが、社会における人々の役割分担を決定づけ（職業階層の形成）、それが社会に秩序を与えてきた。

これまで、身分不平等は全世界的に漸次、是正ないし解消されてきた[6]。機会不平等は世界的に見れば未だ是正・解消の途上であるが、とくに先進国では、一定程度は達成されているといってよい[7]。いずれにせよ、機会不平等は社会ないし国家の問題であり、適正な政策の遂行などにより是正・解消することが可能である。しかしながら、能力不平等自体は基本的には、人間の能力を強化（ないし増強）する遺伝子操作やサイボーグ化などのテクノロジー[8]を用いない限り、是正・解消することは不可能である。ただし、そもそも、能力不平等の是正・解消ないし能力の平等化は、目的ではなく、結果――いわば副産物――である。仮に能力不平等を理由とするテクノ・エンハンスメントが社会的、国家的に容認され、個人の意思決定としてそれが多くの人々によって実行されるならば、結果的に人々の能力が高水準で平等化（平準化）しそうだが、そうだとしても、その平等化はあくまでそれらの行為の副次的結果であって、社会としてあるいは国家として能力不平等自体を是正・解消する、すなわち、能力の平等化を目指す（推進する）努力をする必要は、そのようなテクノロジーが利用可能になるであろう近未来においても、ないだろう。

なお、個人のレベルでは努力によって能力の不足をどの程度かは別にして補うことができるのはいうまでもない。(9) また、社会ないし国家のレベルでは能力の不平等によって生じた結果の不平等の是正（優れた能力を駆使した結果として得られる富の再配分など）も考えられなければならない。(10)

能力主義社会

能力は不平等であるにもかかわらず、われわれは能力主義社会にいる。それはいわば、能力による輪切り社会である。能力主義社会の語の厳密な定義はないが、ここでは、「能力によって人間の社会的価値が測られる社会」としておく。

個人の能力の有無は、ある意味で偶然の結果（産物）である。(11) その偶然の結果である能力の有無――正確には、それだけではなく広く個体差（個人差）――が、前述のように、その人の人生のベースの部分を、その程度は別にして、決定する。親からもらった、あるいは、偶然の遺伝子変異の結果である優れた知的能力や運動能力を持つ人は、それらを駆使して偉業を達成でき、富や名誉や権力を手中にし、周囲からも羨望の眼差しで見られる。もちろん、自分の優れた能力やそれを駆使して手中に収めたものに自己満足することもできる。

それに対して、そのような優れた能力を持たない大多数の人々は、偉業を達成することもなく、また、富や名誉や権力を手中にすることもない。それどころか、思い通りの職業につけないことも多い。したがって、思い通りの人生を送るチャンスも少ない。もちろん、「富や名誉や権力などいらない」と達観して、あるいは自分をごまかして、平凡な人生を生きることもできる。そのような人ももちろんいる。しかし、多くの人は（私も含めて）、達観もできず、自分をごまかすこともできず、フラストレーションが多い人生を送る。

能力主義社会を公正と見るか不公正と見るかは、おそらくは、立場による。能力主義社会は、優れた能力のある人にとっては当然のこととなり、そのような能力のない人にとっては酷なものとなろう。なお、そもそも、能力だけでなく、容貌、健康、性格なども含めて、たまたま生物学的にそれらに恵まれた人のみよい目にあう（その可能性が高い）——恵まれた人生へのパスポートを持つ——というのは不合理ともいえる。ただ、それらに恵まれた人からすれば、たまたまであれ、現にそうなのだから、自分たちがよい目にあう（その可能性が高い）のは当然だ、ということになるであろう。

では、能力主義社会は変更ないし廃止されるべきか。個人のレベルでは、能力のある人がその能力を駆使して自己実現をし、さらには、富や名誉や権力を手中にする（できる）のは、ある意味で当然のことである。社会のレベルでは、能力のない人が能力のある人の占めるべきポジションを占めるならば、それは混乱のもととなる。能力のある人がそれにふさわしいポジションを得るのは、社会としても、効率がよい。そのような意味で、能力主義社会にはそれなりの合理性があるといえるだろう。

能力の有無にかかわらず万人を同等に扱うのはおそらくは悪平等社会であろう。「運動会、みんな一緒にゴールイン」、「お遊技会、みんながなれる桃太郎」（筆者作）などというのはやはりナンセンスであろう。形式的平等は実質的不平等である。なお、平等とは何か、何が平等か、などを論じ始めるときりがないのでやめておく（その「能力」もないが）。

以上、少なくとも当面は能力主義社会の基本的枠組みを変更すべき理由はないように思われる。ただし、もちろん、その弊害の除去や行き過ぎの是正は必要であるが。

能力の市場開放——能力へのアクセス権

能力主義社会が変わらない（変えない）なら、優れた能力のない人はどうすればよいのか。もちろん、「優れた能力はないが、それは必要ない」、具体的には、「富や名誉や権力を得ることが人生の目的なら優れた能力が必要かもしれないが、そんなものは人生の目的ではない。したがって、そのような能力など必要ない」などと考える人は問題はない。しかし、そのように達観できる人はあまり多くはいない。

問題は、「優れた能力はないが、（何かの目的の実現のために）それが必要だ」と考える人々である。もちろん、それらの人々は、現実にはそのような能力を手に入れる方法がないので、努力で補うことはあるにせよ、基本的にはあきらめているであろうが。

では、「ないものはないから仕方がない」とあきらめて、それなりの人生を生きるしかないのであろうか。あきらめるのは早いかもしれない。遺伝子操作やサイボーグ化などのテクノロジーによる人間の能力の強化——テクノ・エンハンスメント——が可能となる時代が現実になりそうである。[12]

さて、そのようなテクノ・エンハンスメントが実際に行なわれ始めるとどうなるか。これまで高い能力は一部の優れた人々の独占物——究極の独占物——であった（独占禁止法違反ではない）が、その「能力」という武器を多くの人が獲得するなら、何が起こるであろうか。

まず第一に、個人レベルでは、その能力を駆使して自己実現のチャンスをつかむ人が増えるだろう。誰もが社会で自己実現できるならそれはすばらしいことである。[13] ただし、能力獲得が必ずしも幸福と直結しないことはいうまでもない。[14]

第二に、個人のレベルで行なわれる（かつての軍備拡張競争のような）際限なき能力強化競争の結果、社会のレベルでは、能力主義社会という名の競争社会がますます加速（激化）するであろう。例えば、東京大学に入学できる能力はこれまで一部の人しか持っていなかったが、それをみんなが持ち始めると当然、競争は激化する。

そうして際限なき能力強化競争が起き、競争社会が加速されて行き着く先は、どのような社会か。今でも十分ぎすぎすしているが、さらにぎすぎすした社会になるだろう。そのような能力強化競争が社会全体に幸せをもたらすとは誰も考えないだろう。

第三に、同様に社会のレベルで、社会における人々の役割分担に関する秩序――職業階層――が崩壊する。前述のように、どんな時代でも、どんな社会でも、基本的に、能力不平等が結果的にではあるが社会における人々の役割分担を決定づけていて、それが社会に秩序を与えてきた。しかし、遺伝子操作やサイボーグ化のテクノロジーによってエンハンスメントが可能になり、多くの人が同じ職業に殺到するならばその秩序は崩壊する。能力がないゆえに社会の下働きをしていた人々は、優れた能力を得るならばそのような仕事をする必要がなくなるからそれをやめるだろう。[15]

第一の点はメリットである。しかし、第三の点はおくとしても第二の点は明らかな弊害である。[16]では、そのような弊害があるがゆえにテクノ・エンハンスメントをやめるべきであろうか。優れた能力のない人々がそのような能力の獲得に乗り出すのを禁止すべきであろうか。

私は次のように考える。個人のレベルで、かなりの程度に、遺伝的に知的能力や運動能力が決定されているのであれば、それらが低い（ないし高くない）人に、せっかくテクノロジーがあるのにそれを利用せずにそのまま低い能力に甘んじろとはいいにくいだろう。[17]私も、現にそのようなテクノロジーを利用するかどうかは別にして、そのようにはいって欲しくない。

社会のレベルでは、能力不平等の現実と能力主義社会が存在し、能力不平等を是正・解消するテクノロジーが現われたのに、「社会秩序（職業階層）の維持のために能力不平等のままにしておくべきである」などとはやはりいえないだろう。

では、同様に社会のレベルで、「競争社会の加速という弊害を避けるために能力不平等のままにしておくべきである」と言えるであろうか。テクノ・エンハンスメントを認めた上でそれを適切に規制（コントロール）することによってそのような弊害を除去することもおそらくは可能と考えられるので、そうはいえないのではないか。

ここでは、「能力へのアクセス権」の平等な保障が問題とされざるをえないだろう。もしそれが実現されるなら一部の人の独占物であった優れた能力が一般人に開放されることになる。これはまさに「能力の市場開放」といえる。

近未来版階級闘争

以上のように、能力主義社会を前提とするなら、能力不平等を理由とするテクノ・エンハンスメントを否定する合理的な根拠は見いだせないのではないかと思われる。そうだとすれば、能力不平等はテクノ・エンハンスメントの正当化根拠になるといえそうである。(18) ただ、実のところテクノ・エンハンスメントの問題には文明論的視野からの深い考察が不可欠であるが、そのような考察によればこの結論は短絡的で間違っている、ということになるかもしれない。もちろん、そのような文明論的考察からも、同じような結論に至る可能性がないとはいえないが。

最後に、まさに蛇足ではあるが、次のことを指摘して拙稿を閉じることにしたい。

能力不平等を理由とするエンハンスメントは「持つ者」（優れた能力を持つ者＝一種の特権階級）と「持たざる者」（そのような能力を持たない者）の間の一種の近未来版階級闘争――時代がかった言い方だが――の様相を呈してくるのではないだろうか。もちろん、そこでは、持たざる者が持つ者の打倒を目指して蜂起するなどという構図はありえないだろう。持たざる者が持つ者の仲間入りをしよう（させていただこう）とするのみである。いずれにせよ、それは、成功するなら、かつてないほどに大きな意味を持つ人類史上のいわば「静かな革命」になるに違いない。

註

（1）十八世紀、ルソーは人間の不平等性に言及した（ジャン＝ジャック・ルソー『人間不平等起原論』本田喜代治・平岡昇訳、岩波文庫、一九三三〔一九七二〕年）。

（2）中島義道は『不幸論』（ＰＨＰ研究所、二〇〇二年）のなかで次のように書いている。「個人は精神的にも肉体的にも資質や能力は徹底的に不平等であり、しかもこうした不平等な個人に待ち構える運命も恐ろしく不平等である」（一三頁）。

（3）能力不平等はこれまで一般には「素質の違い」で説明されてきた。現代では（脳の器質的・機能的差違で説明される場合を除いて）遺伝子の違いで説明されるだろう。知的能力や運動能力に関わる遺伝子（ないし遺伝子変異）は、もちろんすべてではないが、すでに発見されている。例えば、高ＩＱに関するものとしてインスリン様成長因子2受容体（ＩＧＦ２Ｒ）遺伝子、持続的運動機能に関するものとしてエリスロポエチン（ＥＰＯ）受容体遺伝子の突然変異（遺伝子変異）など（石浦章一『ＩＱ遺伝子――知性は遺伝するか』丸善、二〇〇二年、一九頁、一一六頁以下）。

（４）ただし、哲学者の間ではアリストテレスの時代から議論があった。

（５）例えば日本の江戸時代のように身分制社会もあったが、それも当初の能力不平等の結果を世代を超えて固定化する装置であった。

（６）ただし、例えばインドなど、カースト制は法的には廃止されたが、社会的には今でも残っている。

（７）斎藤貴男『機会不平等』（文藝春秋、二〇〇〇年）はこの点を分析している。なお、少なくとも先進国では、問題は「機会」の不平等にあるのではない。基本的には、まさに「能力」の不平等にある。また、「格差社会」は結果であって原因ではない。格差の淵源は能力の不平等にある。

（８）近時の脳科学の急速な進歩からすれば、ここに「脳操作」のテクノロジーを付け加える必要があるかもしれない。

（９）「努力幻想」もある。努力に価値があるのはいうまでもないが、残念ながらというべきか、当然にというべきか、「努力に勝る天才はない」とはいえない。

（10）ジョン・ロールズ『正義論』（矢島欽次・篠塚慎吾・渡部茂訳、紀伊國屋書店、一九七九年）、アマルティア・セン『不平等の再検討　潜在能力と自由』（池本幸生・野上裕生・佐藤仁訳、岩波書店、一九九九年）など参照。

（11）例えば、優秀な家系を絶やさないための結婚から生まれた優秀な子供の場合など、必ずしもそうはいえない場合もあるが。

（12）遺伝子操作による頭のよいマウスや運動能力の高いマウスはすでに作られている。例えば、天才マウス「ドギー」や「スーパーアスリート・マウス」などである。前者は通常のマウスと比べて格段に記憶と学習に優れたマウスである（Ya-Ping Tang, et al., “Genetic Enhancement of Learning and Memory in Mice,” *Nature*, Sept. 2, 1999, pp. 63-69；Michael Lemonick, “Smart Genes ?,” *Time*, Sept. 13, 1999, pp. 44-48；生田哲『生殖革命』東京書籍、二〇〇〇年、二一八頁以下など参照）。後者は通常のマウスと比べて格段に持続的運動能力に優れたマウスである（白澤卓二「遺伝子操作による組織酸素供給の制御」〔http://kansai.anesth.or.jp/kako/rinma21/abstracts/gakujutsu_semi/shirasawa.html〕、フジテレビ「未来の人体（タモリの未来予測TV）」〔二〇〇三年二月二十五日放送分〕など）。ちなみに、これらは、「能力の劣るマウスを作り、それを正常に戻す」という研究ではなく、「通常の能力を持った（持つべき）マウスに通常以上の能力を持たせる」というものである。もちろん、これらのマウスの能力は遺伝する。

(13) この点に関して、グレゴリー・ストックは、遺伝子操作による能力強化（増強）は「人生の可能性の平等化に向けての大きな一歩」と表現している（グレゴリー・ストック『それでもヒトは人体を改変する――遺伝子工学の最前線から』垂水雄二訳、早川書房、二〇〇三年、二五八頁）。

(14) 高い知的能力はその持主に必ずしも幸福――真の幸福（何がそれなのかはおくとして）――をもたらさないということを示唆する小説としてダニエル・キイスの『アルジャーノンに花束を』（小尾芙佐訳、早川書房、一九九九〔一九五九〕年）がある。これは、著しい知恵遅れの青年が脳手術などによって天才になり、そしてまた知恵遅れに戻っていく、という物語だが、青年は天才になっても幸せではなかった。最近では、レオン・カス（編著）の『治療を超えて――バイオテクノロジーと幸福の追求（大統領生命倫理評議会報告書）』（倉持武監訳、青木書店、二〇〇五年）がエンハンスメントは人間に真の幸福をもたらさないということについて述べている。ビル・マッキベンの『人間の終焉――テクノロジーは、もう十分だ！』（山下篤子訳、河出書房新社、二〇〇五年）も同様である。なお、「幸福であればそれでよいのか」という問題もある。オルダス・ハックスリーの『すばらしい新世界』（松村達雄訳、講談社、一九七四年）に登場する下層の人々は一応「幸福」だが、それは余計なことは考えないよう仕組まれているからである。

(15) そうだとすれば誰がそのような仕事を担うのか。ロボットだろうか。SF的だが、人型ロボットの開発を続けていけばいずれ軋轢（ロボットの反乱？）が出てくるだろう。

(16) 弊害に関して、フランシス・フクヤマは次のように述べている。「遺伝子増強を認めてしまえば、人類は『増強された者』と『増強されない者』とに分裂し、人々および国家はいやおうなく『遺伝子競争』に巻き込まれ、自由で民主的な社会を支える『普遍的な人間の平等の原則』が危機に陥るおそれがある」（Francis Fukuyama, "Nietzschean Endgame : Self-enhancement and 'immense wars of the spirit'"（http://urielw.com/refs/020323.htm または http://www.reason.com/news/show/32078.html, 2002））。訳は霜田求「バイオテクノロジーをめぐる倫理と政治――G・ストックとF・フクヤマの論争を手がかりに」（http://www.med.osaka-u.ac.jp/pub/eth/mspaper/paper18.pdf）による。

ここで、「遺伝子増強を認めると人類が増強された者と増強されない者とに分裂する（してしまう）」という主張は、リー・シルヴァーの「将来、人類はジーンリッチ［ジェンリッチ］階級とナチュラル階級に二極化する」という未来予測（リー・シルヴァー『複製されるヒト』東江一紀ほか訳、翔泳社、一九九八年）と軌を一にするものである。私には、増強された者とされない者とに分裂するとかジーン・リッチ階級とナチュラル階級に二極化するとかという言い方は、いかにもアメリカ的発想に基づくもののように思われる。そのような分裂ないし二極化が起こるとは私には思えない。確かに、遺伝子操作やサイボーグ化のテクノロジーは当初は高価で一部の富裕層しか手が出せないかもしれないが、あらゆるテクノロジー（といっても、核兵器や生物・化学兵器などの製造技術は別だが）がそうであるように、遺伝子操作やサイボーグ化のテクノロジーも、やがて市場経済のレール上で半ば必然的に「人々」（大衆）に行き渡るようになるのではないか（『ガタカ』というSF映画〔一九九八年〕はそのような時代を描いていた）。これは、次の例とパラレルに考えることができそうである。かつて日本では（日本でも）自動車を持つ者と持たざる者がいた（その差は大きかった——自動車の所有はステータス・シンボルだった）が、現在では日本全体が豊かになり、多くの人が自動車を持つようになった。ただし、ベンツ（メルツェデス）を持つ者とカローラ（トヨタ）を持つ者の差はあるが。

「人々および国家がいやおうなく遺伝子競争に巻き込まれる」という点は、その程度は別にして、確かにそうであろう。そして、その結果、前述のように、競争社会の加速という弊害が現われるだろう。

では、「遺伝子増強を認めると普遍的な人間の平等の原則が危機に陥る」という点はどうか。ここで、「人間の平等」が人間の法的、社会的取扱いの平等を意味するとして、私は、人間の平等の原則は遺伝子増強を認めても危機に陥ることはない、と言いたい。なぜなら、現在でもすでに、優れた能力を持つ者もいればそうでない者もおり、それにもかかわらず、そのような意味での平等原則は立派に妥当しているからである。

(17) たまたま生物学的にすぐれた能力をもって生まれた人は、そうでない人の能力強化を批判（非難）しにくいだろう。既得権益が侵されるので批判したいというその気持はわかるが。美人が、そうでない人が行なう美容整形を批判（非難）しにくいのと同じではないか。

(18) 私がそう望む、というわけではない。論理的な検討の結果、客観的にそうなりそうだ、ということである。なお、もちろん、テクノ・エンハンスメントを野放しにはできない。禁止はできないが、前述のように規制（コントロール）の必要はあるだろう。規制の方向性については慎重な検討を要するのはいうまでもない。

参考文献

註で引用したもののほかに以下のものを参照した。

虫明茂「エンハンスメントの倫理問題」『生命倫理』第一五巻第一号、二〇〇五年

金森修『遺伝子改造』勁草書房、二〇〇五年

レオン・カス『生命操作は人を幸せにするのか――蝕まれる人間の未来』堤里華訳、日本教文社、二〇〇五年

粟屋剛「人間は翼を持ち始めるのか?――近未来的人間改造に関する覚書」西日本生命倫理研究会編『生命倫理の再生に向けて――展望と課題』青弓社、二〇〇四年

粟屋剛「人間改造（問題集2）」中岡成文編『岩波応用倫理学講義 生命』岩波書店、二〇〇四年

謝辞

本稿の執筆にあたり、倉持武（松本歯科大学）、虫明茂（就実大学）、浅田淳一（筑紫女学園大学）、霜田求（大阪大学）の各氏にきわめて有益な示唆をいただいた。ここに謹んで御礼申し上げる。

4　心のエンハンスメント

上田紀行

一　「エンハンスメント」が不気味になるとき

「人間改造」と聞いたときにわれわれが感じる不気味さはどこから来るものだろうか。改造とは「より良きものにする」という意味でエンハンスメントと言えるが、必ずしも人間におけるすべてのエンハンスメントにわれわれが不気味さを感じるものではない。例えば、いかにも弱々しい印象だった友人の男性が、学校の運動部に入り、栄養をつけ、筋力トレーニングに励んで、筋骨隆々とした体になって現われたとき、友人たちは驚くには違いないが、それほど不気味とは思わないだろう。三島由紀夫のように、劣等感とナルシシズムの臭気があまりに強いと、それはそれで不気味なところもあるが、しかしそれは「人間改造」とは別種の部分の不気味さである。

筋力トレーニングをして筋肉をつける。ダイエットをして、運動をして痩せる。こういったエンハンスメントは自然なものだから、よっぽど度を過ごさない限り不気味とは思えない。しかし、例えばそのエンハンスメントが瞬時に行なわれるとなると、事態は急に不気味なものとなってくる。弱々しかった友人が一夜にして筋骨隆々な肉体となって現われる。一夜とは言わないまでも、一週間でもかなり不気味だ。逆に一夜にして肥満体がスリムになるのも不気味だ。

ちょっとやそっとでは「あり得ない」という変化もまた不気味である。スリムだった女性が、突然グラマーになって出現する。しわくちゃだった顔が、一夜にしてつるつるになる。これらは実は現象としては極めて不気味なことなのだが、しかし美容整形という説明のつくプロセスがあるので、実際にそれが起こっても、ほんとうの意味では不気味にはならないという部分もある。

さて、ここまで見てきたのはすべて「身体」の問題だが、それでは「心」はどうだろう。

引っ込み思案だった友人が、数年後の同窓会で会ってみたら、外向的でおしゃべりな青年になっていたなどということはよくあることだ。自然にそうなることもあれば、本人が努力している場合もある。「どうやったら人前で話せるか」といったハウツーものの心理学書を読んだとか、社交サークルに入って活動をしている間にそうなったとか、権威的な父から離れて一人暮らしをしだしたらのびのびとした性格になったとか、そういった理由を聞けば、それはごくごく自然なことと思われる。

「お前の性根を叩き直してやる」といった「人間改造」的な物言いも、そのこと自体は問題を含んでいる場合もあるだろうが、そんなに不気味なこととは意識されずに使われている。

ただここでも不気味なのは、それが「瞬時」に起こるときである。昨日まで引っ込み思案だった友人が、突然外向的になって現われたら、「何があったのか？」と誰もが驚くだろう。そこで「とうとう恋人ができたんだ！」とか本人が喜々として語れば、周囲もある種納得というところだろうが、「ある集会に参加したらそこで人間が変わってしまったんだ」とかいうことになると、かなり不気味なことになってくる。

エンハンスメントは自然の時間の流れのなかで起きているときはあまり不気味なものとは思われない。そして、本人の主体的な体験として連続性があるときは問題がないように感じられる。ところが、何ものか外側のものが瞬時に「注入」されたとなると、一気に不気味になってくる。ある集会で何らかの「心」が劇的に注入された、となるとわれわれは「洗脳」を疑い、それが連続した本人の主体的体験ではなく、人為的に断絶された人工的かつ不自然な体験であるかのように感知されるのである。

その「外部から瞬時に注入」という点は、身体的「人間改造」における「臓器移植」の不気味さにも通じるものがあろう。

さて、そうした不気味さ、不自然さを増長するものとして、それらの「人間改造」のビジネス化がある。例えば粟屋剛の『人体部品ビジネス――「臓器」商品化時代の現実』を見れば、人体の各パーツを部品として売り物にするビジネスが、かなり不気味なものであることを見て取ることができる。

そして、心のエンハンスメントに関しても、それがビジネスとしてなされるとき、そこにはある種の不気味さが濃厚に漂うことになる。本稿では、筆者自身が以前調査した「自己啓発セミナー」(一部では「人格改造セミナー」と呼ばれていた)を取り上げながら、心のエンハンスメント・ビジネスについて考えていきたい。

二　自己啓発セミナー

「心のビジネス」というべき分野は近年急速に発展してきた。そのことに関して、抵抗感を感じる人も少なくない。「心」こそは、われわれの人間存在の中核を占めるものであって、ひとりひとりのアイデンティティに関わる問題である。その「私とは何か」といった分野までビジネス化されることに、「私」は深い恐れを感じる。

しかし、「私とは何か」を問い、探求するための「業種」は以前から存在していた。例えば、カウンセラーの仕事はまさにそのようなものだし、「自己を見つめる」といった講座やワークショップは、社会教育の分野などでも行なわれている。確かにそれらもまた「心」を売っている部分もあるのだが、それは「ビジネス」と呼ぶには、そのシステムが未成熟なのである。

それならば、旧来の「心」を扱う分野と、新しい「心のエンハンスメント・ビジネス」とはいかなる違いがあるのだろうか。それをここでは心のエンハンスメント・ビジネスの先駆的なものであった、自己啓発セミナーに焦点を当てて、考えてみたい。

心のエンハンスメント・ビジネスを論じる際に、自己啓発セミナーはその代表的なものとして必ず取り上げなければならない。その理由の第一は、それが「私探し」を目的としているからであり、第二にはそれが会社組織による企業活動としてなされているからであり、そして第三には新しい参加者を獲得してくるという、拡大再生産のシステムを含んだものだからであった。

自己啓発セミナーにもさまざまなものがあるが、ここで取り上げるのはそのなかでも、「気づきのセミナー」と呼ばれ、一九八〇年代の終わりから九〇年代の初めまでに流行し、一部で社会問題ともなった種のセミナーである。「気づきのセミナー」という呼び方は多くセミナー主催者側の呼び方であって、ジャーナリスティックには「人格改造セミナー」などの名前でも呼ばれてきた。さまざまなセミナー会社が設立され、一時は二〇前後の会社が存在したが、そのシステムと内容はほとんど似通っていたといっていい。というのも、あるセミナー会社に勤務し、セミナーのトレーナーとして習熟し、そのシステムを熟知した人間が会社を離れ、自分の会社を設立するということが多かったからであり、それは新宗教における分派活動にも似た発展の形式でもあった。実は私自身も八〇年代の半ばにこの種のセミナーを経験しているが、それは社会的に流行するよりも少々前のことであった。

このセミナーのシステムを簡単に説明しよう。まず、セミナーの過程は三つに分けられている。

第一の過程は、セミナー会社によって呼び方は違うが、初級セミナーとも呼べるもので、期間は連続する三、四日間であり、だいたい朝から夕方までの全日にわたって行なわれる。参加者はだいたい五〇人から二〇〇人程度で、参加費用は六万円から一二万円程度であった。参加者はこの初級セミナーだけでやめてもいいが、ほとんどの場合次の過程への参加を勧められる。その第二の過程である上級セミナーは、これも連続する三、四日間で構成され、参加者は二〇人から五〇人程度と少なくなるが、費用は一五万から三五万円程度と高くなる。そして、その二つのセミナーを終了した「卒業生」は、次の過程への参加を勧められる。その第三の過程はセミナーというよりもある種のプロジェクトのようなもので、期間は二カ月程度であり、その期間内に何回か短いセミナーも開かれるが、参加者はもっぱらボランティアとしてセミナーのアシスタントや、運営の手伝いをするほか、新しい参加者をセミナーに勧誘するというアクティヴィティを行なう、いわば「勧誘期間」ともいうべき過程である。

これが「気づきのセミナー」の大まかなシステムだが、ここで注目されるのは、このシステムが単に参加費を払ってセミナーを受講するという、一般の講座やセミナーと異なり、最終段階で「勧誘」というプロセスを含んでいることである。つまり、組織面から外在的に見れば、このセミナーは多額の参加費を払って参加する参加者にセミナー会社の手伝いをボランティアとしてさせ、新しい参加者の勧誘もさせるという、会社にとっては非常に都合のいいシステムが組まれている。そして、この勧誘が時としてあまりに強引であったり、「私はこのセミナーで目覚めた」とか「このセミナーを受けてもらうことがあなたへの愛の表現だ」とか「絶対にこのセミナーを受けなければあなたは駄目になる」とかいった、「過剰な」表現を伴ったりしたところに、このセミナーが社会問題化し、参加者を「勧誘マシーン」へと洗脳するシステムであるという、マスコミなどからの批判を受けることともなったのである。

このシステムの構造や参加者の行動を見て、多くの人々はこのセミナーに「宗教臭さ」を感じることだろう。会費を払って研修会や修行に参加し、教団のボランティアを行ない、なおかつその教団への新会員の勧誘を行なう。そして、その宗教がいかに自分を変えたか、あなたも入信するといかにいいことがあるかを力説する。そして、その勧誘を行なっても自分には金銭的には一銭の得にもならないところも似ている。

セミナー会社自身もそういった、宗教との類似には敏感であり、例えば一九八九年頃制作された二つのセミナー会社のパンフレットの「Q&A」のページにはどちらも「このセミナーは宗教ですか?」という問いを載せている。その答えはどちらも「宗教ではないし、そのような目的もない。参加者の宗教的な信仰は尊重している」というものである。そして、このセミナーへの参加者で、なおかつこのセミナーを他人に勧めるという「心酔者」に聞いても、異口同音に「宗教ではない」という答えが返ってくる。なぜならば、このセミナーは心理学的なものであって、そこに特定の神や教祖は存在せず、また宗教は教団による洗脳があり、教祖や神におすがりしたりする受動的なものだが、このセミナーでは自分の選択が尊重され、すべて自分が決定していることだからというのである。

それにしても、このセミナーのシステムは確かに宗教に似ている部分がある。また、セミナーに参加していない人にとっては、突然セミナーの勧誘を始める友人や家族の姿に「宗教」を感じてしまうわけだが、いったい参加者の内面に何が起こっているのだろうか。

人によっては、全く違った人間になってしまったように思えることもある。内気で消極的だった友人が積極的で能弁になる。利己的で自分のことしか考えてなかった奴が、愛と貢献の尊さを説きだす。何が彼らをそんなに変えたのか。

その問いに対して、「そうだ、自分は生まれ変わった」とか答える人もいるかもしれない。しかし、「じゃあ、そのセミナーは人を変えるんだね？」と聞けば、多くの参加者は「いや変えるのではない」と答えるだろう。

前述の二つのパンフレットにも同じ問答が取り上げられている。

Q　セミナーは私を変えるんでしょうか？　私は違う人間になりますか？

A　あなたはセミナーの前も後も同じ人です。しかし、物の見方は変わるかもしれません。Aセミナーは、個人の効果性を高めるための機会を提供するので、考え方も変わるかもしれません。それはあなたに、自分にとってうまくいく人生にしようとコミットする意志があってはじめて実現することです。（A社）

Q　セミナーに参加すると、私は変わりますか？

A　本質的には、あなた自身は変わりません。しかし、あるがままの自分を認識し、それを受け入れ始めることによって、自分自身に対する感じ方や、物の見方に違いが生じ始め、その結果自分の行動にも変化が現われるかもしれません。そんなあなたを見てまわりの人は「あなたが変わった」と言うかもしれませんが、Bセミナーではより本来の自分を表現するようになったと考えています。（B社）

「私」は変わらない。しかし物の見方や考え方は変わるかもしれない。しかし、それは「あるがままの自分」を理解し、受容するからであり、自分自身の人生を良くしようという意志を持ち始め、自己表現が始まるからであるというのがその説明である。

この説明は実にまっとうなものである。そもそも「あるがままの私」を深く理解し、受容していこうという方向性は、カウンセリングなどの心理療法の基本中の基本である。また、自分は自分の人生を良くしていくことができるという捉え方、自分の人生を自己表現として生きるという考え方も多くの心理療法に共通する考え方でもある。

しかし大きな疑問がそこには隠されている。多くの他の心理療法の場合、その体験者が勧誘をするという話は聞かない。もちろん、誰かから相談を受けたときに、自分が体験した療法を紹介したりすることはあるだろう。しかし、このセミナーの場合は違う。つまり、多くの心理療法と異なり、何故このセミナーを受けた人たちだけが、「あるがままの私」を理解し、受容し、自己表現を始めるときに、それが「セミナーの勧誘」という形になってしまうのかということが大いなる疑問なのである。

つまり、このセミナーは、他の心理療法と共通する「あるがままの自分」の理解と受容の部分に付け加えられた何かがあると思われる。そして、その部分がこのセミナーが「こころのビジネス」として成立する重要な要件になっている。

前述のパンフレットにはその点について理解するカギが隠されている。

Q　Bセミナーの卒業生は、どうして他の人にセミナーへの参加を熱心にすすめるのですか？

A　セミナーに参加すると、多くの人が、自分自身を表現し、他の人々と分かちあう（シェアーする）ことの素晴らしさを体験します。分かちあう（シェアーする）ことは、自己を表現し、人と関わり、共有体験を作っていくプロセスで、セミナーのとても大切な要素です。人間が生きていることそのものであるとBセミナーでは考えています。卒業生はセミナー体験をもとに、実生活において成果をつくりだしていますが、それを自分だけでなく身近にいる人々にも、同じような体験をして、人生に可能性を拓いて欲しいと思っています。自分のまわりの人々にも成長する機会を与え、貢献したいという気持から、自分にとって大切な人たちにセミナーへの参加をすすめています。だからといってBセミナーに人を紹介しても、それに対する報酬は一切ありません。卒業生がそれによって得るものは、分かちあう（シェアーする）ことの喜びと、まわりの人の人生に貢献したという満足感です。

ここには、他の人と分かちあう、共有することの大切さが述べられている。そして、まわりの人と分かち合い、その人の人生に貢献することの喜びが、セミナーの卒業生がセミナーの勧誘を行なう理由だというのである。

これは一見もっともらしい論理である。他者と分かちあう、シェアーするということの大切さは、集団カウンセリングやエンカウンター・グループでは自然に体験されることが多い。グループのなかで集団的に自己理解を行なっていく場合、グループのメンバーには深いつながり感覚が生まれ、他のメンバーが困っていれば助けたり、話を聞いたり、励ましたりと、相互援助の関係が築かれていく。そうした分かち合いの感覚は、参加者に力づけを与え、自己と他者への信頼の回復をもたらす、グループ・ワークの核心ともいうべき部分である。自分自身にも他者に貢献できる力があること、そして他者は今まで自分が思っていたように自分を傷つけるものではなく、信頼に値するということ、そうした自己信頼と他者信頼の発見はグループ・ワークのプロセスのなかでも大変感動的で、素晴らしい過程であるといえる。しかし、そういったエンカウンター・グループなどの場合では、その集団内での分かち合いの成果が日常生活でのさまざまな分かち合いへとつながることはあっても、そのグループへの参加を他者に勧誘するという結果をもたらすことはほとんどない。

つまり、このセミナーはある部分までは他のグループ・ワークや集団的な心理療法と似ている。自己理解と自己受容、人生の創造と自己表現、そして分かち合いと相互貢献。しかし、その最後の「分かち合い」の部分が、何故か「このセミナーを他者と分かちあうこと」というただ一種類の「分かち合い」に限定されているのである。あるいは、限定されていないにしても、「セミナーの分かち合い」という「分かち合い」には、「分かち合い」のなかで特権的な地位が与えられているのである。


さて、自己啓発セミナーが単なる心理療法やグループ療法ではなく、心のエンハンスメント・ビジネスたり得ていたのは、「分かち合い」をめぐってのある「トリック」ともいうべき手法の存在によることが明らかになってきたわけだが、このトリックは他の心のビジネスにも共通する重要な点でもあるので、もう少々考察してみたい。

「分かち合い」という、全方向的でニュートラルな、そしてそれ自体は素晴らしいとも思えるコンセプトが、「勧誘マシーン」という結果を生み出すプロセスは、セミナーのシステム自体に埋め込まれている。この自己啓発セミナーで何が具体的に行なわれているかという報告は既に他のところで詳細になされているし（二澤雅喜・島田裕巳　一九九一）、その紙数もないので、ここではセミナーのねらいに焦点を絞って見てみたい。

このセミナーではいかなるプロセスが進行しているのか。初級セミナーにおいては、まず日常世界を相対化し、日常の固定化された自己と世界の認識からではなく、フレッシュな態度で自分を見つめることが意図されている。そして、さまざまなワークが行なわれるが、そこで焦点になるのは、「他者は自分にとって敵である」という固定観念の打破であろう。われわれは誰でもその生育歴のなかで、他者から自分の自由を制限され、他者の気に入るように行動させられたり、傷つけられたりする。だから、他者は自分の人生にとっての阻害要因であると考えがちだ。その観念は、「他者に勝たなければいけない」といった、教育や仕事上で自明視されている観念によっても補強されている。しかし、その考え方こそが、自由な自己表現をいかに妨げているか、人生における恐怖の根源となっているかがだんだん明らかになってゆく。その過程は、当然感動的なものである。

そして、それは二つの方向性を持ったワークで最高潮を迎える。ひとつは親や家族に対するワーク。自分を拘束してきたと思える親は果たして自分にとって敵なのだろうか。親も自分を援助しようという気持からいろいろと助言を行なってきたのではないか。この「親に対する見方のシフト」は、他の心理療法、特に内観療法などでは中心を占める部分であり、非常に大きな人生観のシフトをもたらすものである。そして、二つ目は参加者相互の信頼を高めるワーク。どんなに冷酷そうに見える人でも実は他者と触れ合いたい欲求を持っている。自分も他者もみんな「つっぱってる」だけであり、心の中では暖かいつながりを求めているのだということを実感するワークである。この二つのワークの際には当然その場は涙と感動の嵐になり、大きなカタルシスが訪れる。そして、敵から痛めつけられ、その恨みに拘束された小さな自分から、自分の自己実現ができないことを他者のせいにせず、自分自身で自分の人生を切り拓いていく、自己選択と自己責任に基づいた、自己創造的な人生を目指すことの大切さが実感させられるのである。

このセミナーは音楽を巧みに使用したり、心理的な起伏を緻密に計算し誘導する、かなり「エグイ」ものであるにしても、ここまでは何とか一般的なワークの範囲内に入っている。しかし、ここから後に「仕掛け」が隠されている。

その「仕掛け」とは、第一に「あなたは既に、自己決定によってより良き人生へと踏み出している」ということを参加者に認識させることである。なぜならばこのセミナーに参加するということを決め、これだけの成果を生み出したのは、自分自身だからだ。こんなに参加費の高いセミナーに参加することにあなたは最初躊躇したでしょう？　抵抗があったでしょう？　しかし、あなたはそれでも参加しようと決心した。その決定がこの素晴らしい成果をもたらしたのです、というわけである。

そして第二に、あなたをこのセミナーに紹介したあなたの友人はどんな気持であなたにこのセミナーを紹介したのでしょう？という誘導である。あなたの友人は、心からあなたのためを思い、あなたの人生に貢献しようという気持でこのセミナーに参加するように勧誘した。その勧誘は少々強引に見えたかもしれないけれど、それはあなたに対する思いやりと愛に基づくものなのです、というのである。

この二つの仕掛けは巧妙である。参加者の心は今や他者と世界に対する善意で満ち溢れている。そして、この二つの誘導の内容は必ずしも間違ってはいない。セミナーには自分の決定で参加したわけだし、友人もまた自分のためを思ってあれほど執拗に参加しろと言ってくれていたのではなかったか。ただ、妙なところがあるとすれば、何故その二つに特定されて誘導が行なわれているのかということなのだが、集団的なカタルシス状態にあり、心の壁が取り払われた状態の参加者には、そんなことに気づく余裕はないのである。

さて、初級セミナーがいわば「世界の善意を再発見し、それへの感謝を開始する」といったプロセスだとすれば、上級セミナーは世界に対してのより能動的な働きかけを始めるプロセスだともいえよう。上級セミナーでは、参加人数も少なくなり、初級セミナーで浅く広く一般的に行なわれた親子関係を見つめ直すワークや恨みのワークがより個別的に深化されるほか、自分がこれからどのようなことを信条として生きていくかの明確化と宣言が行なわれる。そして、他者の成長に寄与し、世界への貢献に自己のエネルギーを投入していけば、人生に怖いものなどないといった境地に達するのである。その過程が、初級セミナー以上の強いカタルシスと一体感に支えられていることはいうまでもない。

そして、上級セミナーに引き続く「勧誘の期間」がやってくる。そこでは、まずその期間中に何人の参加者を勧誘するのかという「目標」が定められるが、参加費も高いこのセミナーにはだいたいこの程度の人数の勧誘が可能だろうと、まあまあの人数を申告する人には強い忠告が与えられる。

「あなたは今までの自分だったらこの程度の人数しか勧誘できない」と、自分を小さく見積もっていませんか。それでは冒険を恐れて何もできないという不自由に逆戻りですよ。あなたはこのセミナーを素晴らしいと確信している。それなのに他の人にそれを勧めようとはしない。それはとてもケチだと思いませんか。あなたの世界に対する愛はその程度なのですか？等々。

この論理も実は奇妙ではある。「私は世界に対して貢献を行ないたいと思っているが、それはこのセミナーに限定されないはずだ」と答えても良さそうなものなのだが、なかなかそうはいかない。このセミナーのトレーナーもアシスタントも参加者も異口同音にそれが正しいという考え方には逆らえないし、それに、そこで何かネガティヴなことを言うと、すべてにポジティヴなこのセミナーの成果が損なわれそうで怖いのである。そうやって参加者は自分の勧誘の目標人数を定め、それに邁進していく。

しかし、一見勧誘マシーンになっているように見える参加者が単に疎外状態を生きているとも言い切れない。自分が勧誘した友人がこのセミナーに感激し、誘ってくれてありがとうと心からの感謝をすることもある。そして、勧誘に成功すれば、仲間からの大称賛が待っている。それは、人生における大きな「達成感」をもたらすだろう。

もっとも、そこで勧誘の成果が思わしくない参加者には多大なプレッシャーがかかることは言うまでもない。せっかく他者からの暖かいまなざしを獲得し、それを確信したのに、そのかけがえのない関係が失われるのではないか、また駄目な自分に戻ってしまうのではないか等々、たいへんな恐怖と嫌悪感に襲われる。それで、友人の参加費を自分で払ってあげても参加させたりする人も出てくる。また、この過程で大きな傷を心に負ってしまう人もいる。

そもそも、他者と自分の間に壁を作ってきたのは、外部から自己を防衛しようとする心の働きでもあった。確かにその壁は自分を内閉し、自由を奪ってきた。だから、その壁が取り除かれた状態は解放感に満ちたものとなるが、それは外部からの攻撃には弱いことも意味している。だから、「世界はみな善意に満ちている」と思って、自分の大切な友人をセミナーに勧誘しようとして、「何、それっていかがわしいセミナーじゃないの」とか言われて逆に信頼を失ったり、家族から新興宗教扱いされたりしたりすることで、大きく傷つくこともあるのである。自己啓発セミナー後にハイな気分が一転して落ち込み、セミナー前よりも心の安定を崩してしまった人を診療したカウンセラーが私の知合いのなかにもいるが、それはそうした危険性が存在することを示している。

さて、この心のエンハンスメント・ビジネスとしての自己啓発セミナーは結局のところ何を売っていたのだろうか。それは一言でいってしまえば、「素晴らしい私」という自己イメージである。そして、それが産業足り得ているのは、セミナーが売るのが単なる「巣晴らしい私」ではなく、「このセミナーに高い参加費を払い、時間も作って、自己決定のもとに参加し、大きな成果を得た」という「素晴らしい私」だからである。

「素晴らしい私」でありたいと誰もが思う。そして、自己啓発セミナーは「素晴らしい私」を認識させてくれる。しかし、「素晴らしい私」と「素晴らしいセミナー」が巧みにリンクされているが故に、私の素晴らしさ、自己信頼を語るときには、同時にセミナーの素晴らしさ、セミナーへの信頼を語らなければならなくなる。反対に、このセミナーを否定することは、自分の素晴らしさを否定することに他ならない。それゆえに参加者はそのセミナーの勧誘によって自己イメージを保持し、高めていくという行動に駆り立てられていくのである。

ただ、このセミナーはだからといって全否定されるべきでもないだろう。私の見る限りにおいても、セミナーの体験を実際に生かし、人生の展開へと結びつけていった人は少なくない。ただ、そういったセミナーをうまく利用した人は、このセミナーの他にも自己探求の場を持っていたり、自己表現の場を持っていた人たちが多かった。何らかの社会活動に関わっていたり、セミナー参加後にセミナー以外の活動に関わることを始めた人たちである。しかし、多くの人々はこの領域についての知識も経験もなく、このセミナーにおいて起こった体験が普遍的なものではなく、「このセミナーだから」起こったことだと信じさせられてしまうが故に、このセミナーに関わり勧誘し続けることでしか自己イメージを維持することができなくなる。そしてセミナーの活動に邁進したり、そこでうまくいかなくなると別のセミナーに参加するといった、いわゆる「セミナー渡り」といった現象をも生み出すことになったのである。

さて、自己啓発セミナーに焦点を当てて、心のエンハンスメント・ビジネスの構造を見てきたわけだが、ここに表われた「素晴らしい私」と「売られるべき商品」をリンクさせるという手法は、自己啓発セミナーのみならず、一見「こころのビジネス」には見えない他の分野にも広がっている。例えば、英会話教材のキャッチ・セールスなどにおいても、そこで売られているのは英会話の教材というよりも、「英会話を習得して、生まれ変わった素晴らしい私」という自己イメージである。セールスマンは現状の自分に満足していない顧客の欲求不満をあぶりだし、英会話教材を買うという行動をきっかけに、新しい人生が始まるかのようなイメージに誘導する。若い男性のターゲットに対して、若くて魅力的なセールスウーマンが、英会話さえできれば自分のような女性からも好感を持たれるといった暗示を与えながら販売を行なうという手法は、既にさまざまなところで問題とされてきた。また、同じような手法は、高価な版画を販売したり（「この版画が掛かっている部屋を訪ねてきたお友達は、きっとあなたのことを素敵だと思うわ」、「どんなに高額であっても好きなものは自分のものにしようという生き方って、魅力的だわ」）、貴金属やフィットネス・ジムの会員権を売ったり（「お客様くらいのステイタスのある方ならば、このくらいはお持ちになって当然ですわ」、「これからのエグゼクティブは、ご自分の健康にも投資なさらないと」）する際にも活用されている。そこで売られているのは、商品そのものよりも、その商品を買うという「素敵な私」「魅力的な私」「ステイタスのある私」「エグゼクティブな私」といった、「素晴らしい自己イメージ」なのである。

ここでも商品は購買者の自己イメージとリンクさせられ、それゆえ自分の高い自己イメージを保持するために、購買者は商品に対して否定的な思いを持ちにくくなる。そして重要なことは、そのためには商品は通常の貨幣感覚に比べて高価なものでなければならないということである。つまり、そうした心のエンハンスメント・ビジネスは、通常よりも利益率の高い定価をつけた商品を、その商品への不満を封じながら売るという、一石二鳥の販売戦略を持っているのである。

また、これも近年発展している、アムウェイなどに代表される、ダイレクト・セリング方式のネットワーク・ビジネスも、心のエンハンスメント・ビジネスという性格が強い。現状の自分への不満を掻き立て、成功者たちの存在を強調しながら、新しい顧客を開発していくように巧みにデザインされたシステムも、そこで流通しているのは商品そのものであるとともに、「人生の成功者としての私」という自己イメージである。そして、それらのネットワーク・ビジネスの場合、自己啓発セミナーと違って、新しい顧客を勧誘することは、自分自身の金銭的な利益にもつながっていく。実際、自己啓発セミナーの参加後に、セミナーでは飽き足りなくなって、ネットワーク・ビジネスを始める人も少なくない。そして、そこでは自己イメージを高めながら、経済的にも儲かるという、文句なしのサクセス・ストーリーが提示されるのである。もっとも、そうした成功者たちは全体から見れば少数であり、多くの人は必ずしも思うとおりにはならないのだが、「素晴らしい人ほど成功する」という命題をいったん受け入れた者にとっては、そこで責められるべきは商品やシステムではなく自分自身であり、ビジネスを運営し多大な利益を上げている会社には批判の目は向けられないのである。

三　心のエンハンスメントのゆくえ

さて、以上詳しく「心のエンハンスメント・ビジネス」の先駆的存在であった自己啓発セミナーの事例を見てきた。しかし、これはビジネスとしては先駆的なものだが、それとよく似た形態の心のエンハンスメント・システムは以前から存在していることに気づくだろう。それは宗教である。

実際、自己啓発セミナーに勧誘される人、ネットワーク・ビジネスに勧誘される人、宗教に勧誘される人はある程度重なり合っており、自分の周囲の友人がどのネットワークに属しているかによって、その人の「入路」が決まってくる。自分がアイデンティティの不安を抱えているときに、誰が声をかけてくるかが問題なのだ。そして、宗教においても「素晴らしい私」の強調が見られる。それは、「超能力」を持つ素晴らしい私であったり、「解脱する」素晴らしい私であったりするが、「貧・病・争」を入信の動機としてきた旧来の宗教から「虚無感」をきっかけとする新新宗教への変遷は、宗教自体がより心のエンハンスメント・ビジネスに近づいてきたということも意味しているのである。

以上見てきたように、「素晴らしい私」という自己イメージを売る心のビジネスの範囲は広く、それは拡大しつつあるように見える。またそのシステムは精緻化され、そのシステムを熟知していない「素人」がその本質を見極めるのは非常に難しくなっているともいえる。

しかし、このような心のエンハンスメント・ビジネスの発展は時代のニーズに対応しているといえる。この時代に生きるわれわれはなぜそんなにも「素晴らしい私」を求めるのだろうか。それは端的にいえば、この時代における自己イメージ、自己信頼感がはなはだしく低下しているということであろう。それは明確な挫折感なき、「金属疲労的な無力感」ともいうべきものであり、その無力感は、教育の現場、会社組織など、さまざまな場で植え付けられていく。その自己イメージの低下こそが、現代のシステム社会のもたらした最大の問題であり、それゆえに「素晴らしい私」が何よりも求められているのである。

しかし、同時に指摘しておかなければならないのは、そうした深い問題に対して、人々が「お手軽」な解答を求めてしまうという傾向である。ねばり強く困難な問題に対処し、深く探求し続けていく力は落ちてきており、また「効率性」を強く求める指向から逃れられる人は少ない。人間のマニュアル漬けによるロボット化を耐えられないと感じながらも、それからの自己回復にもマニュアルを求めなければ不安で仕方がないといった心性がそこにはある。「素晴らしい私」の探求は、実は自分のネガティヴな部分とも葛藤し、「あるがままの私」を大きく見つめなおす作業からしか始まらないだろう。それには時間がかかるし、持続的なエネルギーが要求される。その過程を何とか時間をかけず、効率的にお手軽に、システマティックにというのが、心のエンハンスメント・ビジネスの世界なのである。もっとも、三、四日の週末のセミナーなのに、参加者からは「この二日間の休みを取るなどと会社に言うのは大英断でした」などと語る人が多いこの日本社会の構造においては、「お手軽」すらも困難であるのかもしれないが。

しかし、高度に管理化され、効率化されたシステム社会からの癒しを求め、自己イメージの回復を計ろうとしても、そこに待ち受けているのがさらに効率化され、管理化された強力なシステムというのでは救いはない。つまり、本来の解放のためにいま求められているのは、実はそうした両方のシステムの同時的解体なのである。

こうした効率化された人格改造セミナーは、ある意味でオウム真理教事件をも先取りする現象であった。オウムに引き寄せられた若者たちの多くは自己信頼感の低さがきっかけとも言えようが、そこに提示された教義と修行は効率性を追求し尽くしたものであった。短期間のうちにいかに精神的な改造を効率的に行なうことができるか。富士山を目前にいただく環境のなかでも、信者たちは自然との交わりのなかで魂を見つめるといった「スロー」かつ「ナチュラル」な人間改造には見向きもせず、教祖の脳波を「注入」する機械を頭に着け、五体投地を繰り返し、教理を絶叫するなど、高度に管理化され効率化された修行をひたすらに行なったのであった。

そもそも、自己啓発セミナーなどの基盤となるグループ・ワークの技法が開発されたのは、一九六〇年代のアメリカの「人間可能性開発運動」（ヒューマン・ポテンシャル・ムーブメント）においてであり、これは、ベトナム戦争や、近代化による共同体の崩壊によってアイデンティティの危機に直面した人の人間性の回復を目指し、同時に社会を非暴力的に改革しようという運動であった。しかし、そうした時代と直面した真摯な運動は、それが産業化され、システム化されることで、出発点からはるか遠くに来てしまった。現代日本における「素晴らしい私」が薄っぺらなものにならず、どの程度の深みと本来の魅力を持つことができるのかは、われわれがどの程度自分自身と社会に再び向かい合っていけるかの、人間としての強度にかかっている。

私は現代日本社会が直面している問題が「生きる意味の不況」であると、『生きる意味』（上田、二〇〇五）において主張した。その不況からの脱出は、一人ひとりが自分自身の生きる意味を再構築し、意味の創造者になることである。それは、あらかじめ決まった意味に誘導されるのでもなく、表層的な「素晴らしい私」を獲得することでもない。そしてそれは瞬間的に獲得されるべきものでもない。

自己発見における「勝ち組」をしゃにむに目指すのではなく、むしろ自分自身が持つ違和感や葛藤、苦悩といったものを、緩やかな時間のなかで探求していくこと。そのためには、ある時には「しがらみ」を断って孤独になることも必要だろうし、また互いにサポートし合う仲間、信頼に満ちたコミュニケーションが重要になることもあるだろう。いずれにしてもそのプロセスは必然的に「スロー」なものにならざるを得ないのである。

数日間で「素晴らしい私」を獲得しなければと、強迫的に考えてしまう「私」は、とても「素晴らしい」とは思えない。それよりも、スローではあるが、自分にとって意味あるプロセスを歩むという時間は、それ自体が豊かなものだと言えないだろうか。

目的を達成するということに執着してしまうあまり、生の豊かさが疎外され、生きる実感がなくなっていく。それは「心」のみならず、「健康」全般にも言えることであろう。病気を、それこそ「病的」に怖れ、それを一刻も早く排除して「全き健康」状態を目指そうとするが故に、むしろ生きることの豊かさから疎外されていく。その逆説こそが現代社会の本質であると気づくことから、むしろ私たちは多くのことを学ぶことができるのだろう。

参考文献

栗屋剛『人体部品ビジネス――「臓器」商品化時代の現実』講談社、一九九九年
二澤雅喜・島田裕巳『洗脳体験』ＪＩＣＣ出版局、一九九一年
樫尾直樹 編『スピリチュアリティを生きる――新しい絆を求めて』せりか書房、二〇〇二年
島薗進『精神世界のゆくえ――現代世界と新霊性運動』東京堂出版、一九九六年
上田紀行『宗教クライシス』岩波書店、一九九五年
上田紀行『生きる意味』岩波書店、二〇〇五年

5　肥満社会とエンハンスメント願望のもたらす悲劇

加藤眞三

現代医療とエンハンスメント

遺伝子操作により人間を改造（エンハンスメント[1]）する「ジェネティック・エンハンスメント」は、エンハンスメントと遺伝子操作という二つの倫理的問題をかかえている。

医療行為は、本質的に治癒過程のエンハンスメントであり、エンハンスメントがすべて許されないとするならば、現代の医療は成立しえない。多くの薬剤が病人の治癒過程をエンハンスメントするために使用されている。抗生剤は細菌を弱めて体内から排除する能力を高めて治癒を促すものであり、ホルモン剤は不足するホルモンを補うことによって生体の機能を回復・維持させるものである。このようにして薬物はヒトの病気の過程を変化させ、治癒させ、健康に生活するための能力を高める。

また、私は遺伝子操作の農作物には反対であるが、遺伝子操作もすべてが許されないとするならば、現在既に世の中で広く利用されているインスリンやインターフェロンなどの薬物も使用できないことになり、現実的な対応ではない。実際に治療をうけている患者にとっても大問題となる。すなわち、この二つの要素は、良いか・悪いかのどちらかに明瞭に区別できる性質のものではなく、グレイゾーンのなかでどこに線を引くのか、そして、他に代替法があるかどうかの問題となる。

一方で、二十一世紀の医療の中心は感染症から生活習慣病へと移行してきている。わが国において死因の主要部分を占める脳卒中、心筋梗塞、がんなどの疾患は生活習慣病と呼ばれる。その発症の背景には、近代社会における生活習慣の大きな変化がある。それらが、肥満、高脂血症、糖尿病、高血圧などをもたらし、お互いに密接に関係し合うため、メタボリック・シンドロームと呼ばれ始めた。そして、その予防と治療の主体が生活習慣の改善でなければ、治療による健康障害と経済的負担の増大の面で大きな問題を社会にもたらす。本稿では、肝臓病の臨床、特にアルコール性肝障害や脂肪肝などに長年たずさわってきた医師として、人類がエンハンスメントを求める背景やその問題点について述べたい。

肥満人口の急激な増加

米国における肥満人口の増大は、一九七〇年代から始まり、特に一九九〇年以降に著しい。肥満度は body mass index（BMI：（体重 Kg）/（身長 m）^{2} として計算される）により評価され、世界的には

ＢＭＩ二五以下が標準、三〇以上では病的肥満者とされている。最近の米国の統計では、ＢＭＩが三〇を超える肥満者は国民全体の三〇％を超え、やや肥満とされるＢＭＩ二五以上の人は六〇％を超えており、肥満人口の増加が大きな社会問題となっている。

わが国は、この基準で判定する病的肥満者すなわちＢＭＩ三〇以上の人数は全体の約三％にとどまり、世界的にも最も肥満者の少ない国の一つである。そして、肥満に対する危機感も少ない。

しかし、後述するように欧米の白人に比べてアジア人は遺伝的に内臓脂肪を蓄積しやすく、肥満による健康障害をおこしやすい。そのため、日本人ではＢＭＩ二五以上を病的肥満と分類するべきであると考えられており、その条件下ではわが国でも病的肥満者が三〇％を超えようとしている。従って、肥満による健康被害はわが国でも米国と比べて大きな差がないほど拡大する可能性がある。

現代社会のなかで肥満や糖尿病が増加する理由として、家庭環境・食環境・教育環境の変化、企業戦略による広告や販売促進活動、農業政策などさまざまな要因があげられるが、最終的にはそれぞれの個人における「運動量の減少」と「脂肪と単純糖類の多い食生活」の二つに集約される。従って、この二つをいかに変化させるかが重要となる。

しかし、運動や食生活の習慣を変化させることは、患者にとって努力や忍耐が要求され、医療者にとっても患者の指導は労多くして報われないことになりがちだ。うっかりすると、患者からは「あの医者は説教ばかりして、ろくに薬も出さない」と言われ、悪い評判がたってしまう。

そのため、生活習慣を改善させようと指導するのではなく、薬剤投与や遺伝子治療、すなわちエンハンスメント、を行なうことによる対処法に傾きがちとなる。医療の消費者（患者）も供給者（医師）も、生活習慣の改善よりはエンハンスメントによる解決を期待しているのである。これが「百の説法より一粒の薬」といわれる現状だ。

わが国における脂肪肝の急激な増加

わが国は、ＢＭＩが三〇以上の肥満者は約三％とＯＥＣＤの諸国の統計上最も肥満者の少ない、表面上は肥満問題の少ない模範的な国の一つとしてあげられる。実際、諸外国では極度な肥満者を街中で見かける機会が多いが、日本ではまだまだ少ない。しかし、だからといってわが国の肥満対策が万全かといえば、実はそうではない。

その一つの理由として、最近の一〇―一五年間の脂肪肝の著しい増加がある。健康者を対象に行なわれる労働者の職場検診で、採血による検査項目であるＡＳＴやＡＬＴ、γＧＴＰなど肝機能検査で基準値を超える人の割合、すなわち肝機能検査の異常頻度は全国統計で約一五％に達し、最も異常頻度の高い検査項目となっている。

検診により肝機能異常が指摘された人は医療機関を受診し、Ｃ型やＢ型の肝炎ウイルスをチェックすることが薦められる。ウイルス性肝障害は、慢性肝炎から肝硬変、肝がんへと病気が進行することが多い。現在わが国で、肝臓がんで亡くなる人は毎年二万人を超えるが、肝炎ウイルスの陽性者がその九〇％以上を占めている。

ところが、肝炎ウイルスの陽性者は、全国的にみても人口の三—五％の範囲内であり、日本全体でせいぜい数百万人であり、それほど多いわけではない。検診で肝機能検査異常としてあげられた一五％の人の大部分は脂肪肝である。

人間ドックをうけた人の結果の全国統計では、超音波検査などにより脂肪肝と診断される人は、一九八四年には全体の一〇％以下であったのが、その後徐々に増加し、二〇〇〇年には二五％を超えた。約一五年の間に二・五倍以上となる急激な脂肪肝の増加がおきているのだ。

東海大学医学部の検診センターの単一施設の人間ドックでの成績でも、超音波検査により脂肪肝と診断される率は、一九八九年には一二％であったのが、一九九九年には三〇％を超えたことが報告されている。その報告でも、体重と脂肪肝の関係が明瞭である。ＢＭＩが二五以下では脂肪肝の頻度は二％であるのに対して、ＢＭＩが二五—三〇では五〇％、ＢＭＩが三〇以上では七五％と、ＢＭＩの増加とともに脂肪肝も増える。

ここで注目すべきことは、わが国ではＢＭＩが二五以下の人が圧倒的に多いため、脂肪肝患者の頻度はそのなかで二％であっても、脂肪肝患者全体の約半数はＢＭＩ二五以下の人が占めている点である。日本人では、ＢＭＩが二五以下であっても内臓への脂肪の蓄積など体に悪影響を受けている人が多いことを示している。すなわち、ＢＭＩが二五以下でも日本人は安心しているわけにはいかないのである。

脂肪肝とは？

脂肪肝は肝臓に中性脂肪が蓄積した状態をさす。原因として、アルコール、糖尿病、肥満の三つがあげられる。各個人において、これらの原因は単独ではなくむしろ重複していることも多い。すなわち、肥満で糖尿病の人が、さらにアルコールを飲んで、脂肪肝となっている場合も少なくない。

アルコール性肝障害は日本酒に換算して一日三合以上の大量の飲酒により生じる病態であり、初期に脂肪肝となり、その後長い年月を経て肝線維症、肝硬変へと進行する。肝硬変まで進行すると、断酒でも薬物治療でも病気の進行をもはや止めることは困難となる。そのため、アルコール性肝障害はその初期像である脂肪肝の段階で治療すべきであり、その段階で飲酒習慣への注意をうながし、飲酒のコントロールを身につけて、肝硬変まで進展しないよう予防することが肝腎である。しかし、飲酒のコントロール、すなわち節酒は、患者にとっても実行は難しく、医師にとっても指導することは難しい。

一方、アルコールによらない肥満や糖尿病による脂肪肝は良性の経過をたどり、それほど進展することもなく、原因さえとり去れば元に戻る変化であると考えられてきた。医療関係者の間でもあまり関心をもたれてこなかった。そのため、健康障害の原因として脂肪肝の頻度が最も高くても、治療が必要な病気として注意は払われず、病気と呼ぶに相当しないものとさえ考えられてきた。

ところが、一九八〇年頃より、飲酒を原因としない脂肪肝のなかにも、肝臓内で炎症や線維化が持続して肝硬変へと進行する病態があることが報告されはじめ、非アルコール性脂肪性肝炎（ＮＡ

SH）と呼ばれて、近年注目されている。NASHは進行すると肝硬変になり、さらには肝がんの発症するケースもあり、死に至る可能性のある病気であることが明らかとなった。

わが国におけるNASHの頻度はまだ明らかではないが、米国では、非アルコール性の脂肪肝の約一〇％がNASHであるとされている。NASHと診断するためには、肝臓の組織に針を刺してその一部を採る肝生検とよばれる検査が必要である。従って、NASHの臨床研究では対象となる脂肪肝の患者全員に肝生検をおこなうことが必要となるが、肝生検はある程度危険性を伴う検査であり、脂肪肝の患者全員に行なうことはわが国ではかなり難しい。

わが国の肝硬変の患者の九〇％以上は、C型、B型肝炎ウイルスやアルコール性、自己免疫性などが原因であることが判明しており、NASHから進行した肝硬変はまだまだそれほど多いものでない。しかし、近年の脂肪肝の増加ぶりをみれば、今後わが国でもNASHによる肝硬変が急増する可能性は高い。

アルコール性でも非アルコール性でも、脂肪肝の患者で、どの人が単なる脂肪肝にとどまり、どの人が肝硬変へ進む可能性があるかを判断する手段は残念ながらまだない。かつて、アルコール依存症患者は、食事をろくにとらないで酒ばかりを飲んでいるために低栄養となり、栄養不足が肝障害の進展を促していると考えられてきた。しかし、今日ではアルコール性肝障害の進展の危険因子としてむしろ肥満がとりあげられ、肥満が飲酒による肝障害を進行させることが明らかにされている。

以上述べたように、単純な脂肪肝およびNASHは、肥満や高脂肪食、飲酒、運動不足などの生活習慣の背景のもとに現われる病気であり、現代人の生活習慣の変化とともに急激に増加してきた。国民全体の三〇％となるほど対象患者数が膨大であり、治療薬による副作用の出現や医療費の増大などを考えると、その治療は薬剤に頼るべきではなく、食生活や運動など日常の生活習慣の改善を目指すしかない。しかし、世の中の流れはむしろ反対の方向に向かっている。

健康によい食事？で脂肪肝に

それでは、脂肪肝の患者の食事に関して、私が診療した脂肪肝の患者Aさんについて紹介したい。Aさんは、身長は一五二cm、体重五六kgと軽い肥満の六〇歳代の女性である。検診により肝機能障害を指摘され、紹介されて外来に受診した。採血検査により肝炎ウイルスや自己免疫性などが原因ではないことが確認され、超音波検査でも胆石など胆道に異常はなく、脂肪肝に相当する所見を認めるのみであった。

「脂肪肝なので、運動量を増やし、食事のバランスと量に気をつけて、減量をするようにしましょう」

と私が薦めると、Aさんは怪訝な顔をして、質問してきた。

「私は、普段から健康にとても気をつかっているのです。健康によいと思うものを意識して食事をしてきました。なぜ、そんな私が食事のバランスがわるいと言われなければならないのでしょうか」

と私の言葉に不満げであった。

そこでAさんを栄養相談室の栄養士に紹介し、先ず現在の食事状況を調べてもらった。Aさんにデジタルカメラを渡し自分の食事を写真に撮ってきてもらい分析した。すると、Aさんは、朝から目玉焼きの他に野菜・果物などをたっぷりと、そして味噌汁をとり、昼食も夕飯にも、それぞれ少しずつのおかずを何種類も摂ることに努め、世間では健康によいと言われる一日三〇品目以上の食べ物を摂っている。さらに、太り過ぎないようにと気を配って、主食としてのご飯はほんの少量しか食べていない。確かに本人は健康に十分気を使っていたのだろうと理解できる。

しかし、この食事を分析し栄養成分別に計算すると、エネルギー二二三二kcal、蛋白質一〇六g、脂質八三g、炭水化物二六七gとなった。体重一kgあたりのエネルギー量は四〇kcal（標準は三〇kcal）、蛋白質は一・九g（標準は一・二―一・五g）と約30％超過であり、脂質のエネルギーも総エネルギーの三〇％以上と推奨量の二五％よりはるかに多くなっている。典型的な高エネルギー・高蛋白食であった。

実際、わが国ではこのような形の高エネルギー・高蛋白食をとっている人は多い。おかずの種類をなるべく多くし、肉類や乳製品をとることが健康に良いと信じてとっている。その結果エネルギーと脂肪のとりすぎから肥満になり、結局自分の健康を損なうという悲劇が起きている。

しかも、このような誤解は、患者側だけではなく、実は医療関係者の間にも多いのだ。

慢性肝臓病患者に薦められてきた高蛋白・高エネルギー食

わが国では、肝臓病患者に対して、「安静」と「高蛋白・高エネルギー食」が奨められてきた時期が長い。一九四〇年代にパテックとポスト(2)が、栄養が不足することの多かったアルコール性肝硬変患者に対して、高蛋白・高エネルギー食により治療し良い結果を得たとを報告してから、わが国では肝臓病患者に高蛋白・高エネルギー食が奨められてきた。しかし、わが国ではアルコール性肝障害は肝硬変患者の一五%程度であり、肝炎や肝硬変の原因として多いのはウイルス性であり、栄養の摂取状態が特に悪いわけではなかった。

戦後の食糧難の時代には、せめて病人には栄養の良いものを食べさせたいという気持が強かったのであろうか、医療関係者や患者の間に、肝臓病には高エネルギー・高蛋白食をという考えが広く浸透し、いわば常識となっていた。しかし、今や食糧事情がよくなり、時代背景が全く異なる。過食による肥満が増えて、欠乏の栄養学から飽食の栄養学への転換が必要とされている。

わが国で出版されている肝臓病の啓蒙書を調査してみると、まだまだ高蛋白食を奨めているものが多いことに驚かされる。一〇冊中六冊には、肝臓病の食事の原則として「高蛋白食」が良いと書かれている。さらに、「食事の原則では、高蛋白食ではなく、普通の食事でよい」と書いている二冊の本でも、具体的な食事の内容の記載になると「一日八〇gの蛋白質を」となっている。これは立派な高蛋白食に相当する。もう一つの別の本には、「高蛋白食は昔のこと」と書いていながら、具体的には「一・五g/kg体重の食事」が指示されており、結局は高蛋白食が推奨されていることになる。残りの二冊のうち一冊はバランスの良い食事をと述べるだけであり、具体的な数字は書かれていない。ヨーロッパ経腸静脈栄養学会（ＥＳＰＥＮ）によるガイドラインに推奨され世界的な標準となっている一―一・二g／kg体重の蛋白量が具体的に書かれていたのは、一冊だけであった。つまり、わが国の啓蒙書においては、肝臓病食は高蛋白食であることが常識となっているのだ。

それでは、患者の側はどう理解しているのだろうか。私が実施している肝臓病教室で外来の患者を対象にアンケート調査をおこなったところ、「肝臓病では、どのような食事が望ましいでしょうか？」との問いに対して、三八％の患者は「高蛋白高カロリー食がよい」と答えており、トップの「野菜・穀物が大切」に続いて二番目に多く、高蛋白食・高カロリー食は患者の間でも常識となっていた。

わが国での蛋白推奨量の変遷

次に一般の人に推奨されている蛋白質の量について検討してみたい。二〇〇〇年に発表された『第六次改訂日本人の栄養所要量』には、蛋白質の所要量として、男性六五―七〇g、女性五五gと書かれている。世界的に、どのような推奨量が出されているかとみると、ＷＨＯ（世界保健機構）：男性〇・八／kg、女性〇・八／kg、インドネシア：〇・九／kg、〇・九／kg、英国：五三―五五g、四五―四六・五g、オーストラリア：五五g、四五g、ドイツ：五五―六〇g、四七―四八g、米国：五八―六三g、四六―五〇g、カナダ：六一―六四g、五八―六四gであり、欧米諸国と比較して、日本は突出して高い。

第六次改訂の解説書には、蛋白所要量が決められた式と経緯が書かれている。日本の推奨量が高くなっているのは、蛋白所要量の計算に安全係数を何重にもとっているからであった。

0.7×100/90×1.3＝1.01（g／kg体重）

先ず、実験的研究により出された所要量の〇・六七を切り上げて〇・七としている。次に消化率は理論的には九五％であるが安全をとって九〇％として一〇〇／九〇を掛けた。個人間の変動係数は一五％であるとして、その二倍をとり一・三倍にしている。このように三重に安全係数をとって、蛋白所要量は一・〇一（g／kg体重）となった。そして、計算の最後で体重を掛けて一日あたり六五・四gとなると、そこでさらにもう一度切り上げて七〇gとしている。

蛋白質の所要量の計算でこのように安全係数を何重にも掛けているのは、科学的根拠により算定するというよりは、むしろ、「高蛋白であればあるほど、つまりおかずの品数が多いほど、栄養上すぐれた食事である」という信念が先になっているといってよいだろう。

二〇〇五年には栄養所要量の五年毎の改訂版が出されたが、そこでは科学的な証拠がより優先されている。今までの安全係数を幾重にもとる路線から大幅に修正され、蛋白質の推奨量は

0.67×100/90×1.25＝0.93（g／kg体重）

となった。第六次改訂に比べて、約八％低い蛋白質の設定である。

この改訂により、わが国の蛋白推奨量は世界的標準に近づいたが、改訂によりあわてているのは

日本の栄養士である。日本人の食事は既に平均一日八〇gの高蛋白食になっている。それに比較すると大幅な低蛋白食となるが、病院の食事はこの推奨量に沿って作らなければならない。おかずの多い食事が栄養上健康によいと教え込まれ、おかずの多いことを楽しみにしてきた日本人にとって、再び低蛋白の食事へと軌道を修正することは容易なことではない。

何度も繰り返すが、現代社会は、欠乏の栄養学ではなく飽食の栄養学を必要としている。足りないものを補うより、多すぎるものを削る指導が必要となる。蛋白質を多くとるよりは、むしろ制限する方向の栄養指導が望まれている。高蛋白食は結果として、高脂肪食・高エネルギー食になってしまうからだ。

このように社会全体がおかずが多く御飯の少ない高蛋白・高脂肪食を指向し健康障害の原因となっているなかで、一方では、若年者、特に女性を中心に美容上の理由からやせたいという願望も強い。そして、それがさまざまな健康障害をもたらしている。

健康食品による健康被害――減肥茶騒動

若い女性には、少しでも痩せたい・体重を減らしたいという強い痩身願望を持つ人が多い。痩身願望により始めたダイエットがきっかけで拒食症（神経性食思不振症）になり、それが重篤な健康障害をきたしたり、生命さえ危険になる場合もある。

世の中にはさまざまなダイエット法がマスコミやインターネットを通じて宣伝されている。それらの多くは、何か一つの食べ物をとればよいとか、特別のダイエット製品を薦めるという単純なものが多い。食事全体のバランスを考えてコントロールするのではなく、手軽で簡便な方法で痩せようとするのだ。

二〇〇二年夏、減肥茶とよばれる中国製ダイエット健康食品による肝障害の発症が多発した。その事件が明らかになるきっかけは、二〇〇二年三月に慶應大学病院の消化器内科に、減肥茶による重篤な肝障害の患者が二週間という短い期間に二人続けて入院したことであった。

第一例目の女性患者は、中国製ダイエット健康食品（茶素減肥）を一ヵ月間内服していた。服用開始後より、食欲不振、全身の倦怠感、全身のむくみなどが現われ、一ヵ月後には黄疸を自覚し始めた。体調不良を訴えて近所の医院を受診し採血検査により肝機能障害が明らかとなり、同院に入院した。しかし、点滴などによる一般的な治療法では肝機能は改善せず、その原因も不明であったために、大学病院へと紹介され転院となった。黄疸を伴う急性の重篤な肝障害であり、肝機能低下に伴う意識障害も出現していた。劇症肝炎として集中治療室（ＩＣＵ）にて内科的治療を行なったが、回復傾向がみられなかった。最終的には外科の移植チームの医師と相談し、生体肝移植を行ない、何とか救命ができた。

第二例目は、第一例の入院の二週間後に、大学病院に紹介されてきた。六〇歳を超える女性であり、やはり、発病する前に約一ヵ月間中国製ダイエット健康食品（御芝堂減肥胶嚢）を内服していた。内服開始後、下痢と体重減少が出現し、倦怠感・嘔気が加わったため、中止した。しかし、服用中止後も自覚症状は良くならないため、四月初めに近所の医院を受診した。黄疸をともなう肝機能障害のため入院となったが、入院後も病状が悪化し続けたため、大学病院に紹介され転院してきた。ウイルスや薬剤、自己免疫性など肝障害の明らかな原因はなく、内科的集中治療でも回復傾向はみられなかった。第一例目と同じく、生体肝移植の可能性を外科チームと検討したが、患者は六〇歳以上の高齢者であり、家族にドナー（臓器提供者）の候補者もいなかったため、移植は断念した。健康食品を中止し、内科的集中治療を行なったが、入院後一ヵ月余りの経過で、肝不全は進行し他界された。

短期間に経験した二人の急性肝不全の患者は、肝障害の原因が不明であった。二人とも減肥茶と呼ばれる健康食品をとっていたが、過去に健康食品による重篤な肝障害は報告されておらず、しかも、減肥茶といっても、二人は異なる商品であったため、その時点で、健康食品の減肥茶が肝障害の原因であるとの確信はもてなかった。しかし、減肥茶が関係しているかも知れないとは考えていた。

第二例目の患者が入院した一週間後に、私は嘱託で勤務する某企業内の診療所で、原因不明の不思議な肝障害があったことをＹ所長に話した。すると、Ｙ所長は、「最近、検診の時に偶然見つかった肝障害の人がいて、その人が減肥茶というものを飲んでいた」と言う。そして、減肥茶の服用を止めると自然に軽快したらしい。

早速、その人に面談し服用していた減肥茶を確かめてみたところ、第一例目と同じ「茶素減肥」

を服用していた。

この時点で、いよいよ、肝障害の原因として減肥茶が疑わしいと考えた。そこで、大学の関連する医療施設などのネットワークを利用し、減肥茶と肝障害について問い合わせてみると、同様の症例が他の病院からも何例か集まり、減肥茶が肝障害の原因であろうと判断した。

それらをまとめて二〇〇二年六月十二日、大阪で開催された肝不全研究会で発表したところ、読売新聞の記者がその報告に注目し、七月十二日の新聞の第一面に報道された。その後、全国から減肥茶による肝障害の例が次々と報告され、大きな反響があった。新聞での報道から約二ヵ月後の九月末の時点で八〇〇例を超える健康被害の報告が集まり、そのうち一三三例は入院を必要とするほどの重症例であった。

日本肝臓学会は、学会として健康食品による肝障害に関する全国調査をおこない、健康食品による肝障害がきわめて広範囲に及んでいることを明らかにした。

二〇〇三年十月二十日に肝臓学会により発表された一次調査では、過去一年間に薬物性肝障害が一〇一六例あり、そのうち健康食品による薬物性肝障害は二六二例あり、痩せ薬が五五例、健康食品など民間薬が二〇七例であった。重篤となり死亡した患者は四例、生体肝移植により救命されたものは二例であった。

健康食品による有害反応は、原因を特定することがきわめて難しい。特定するためには薬剤や健康食品による健康障害の情報を全国レベルで集積するシステムを構築することが必要となる。そこでは薬物だけでなく食品なども含めて、候補になりうるものを挙げていく慎重さが求められる。

生活習慣病に対する薬剤や健康食品は、それを利用する対象となる人数が極めて多くなるために、健康障害の発症率はいくら低くても、結果として被害者の数は大きくなる。従って、副作用に関しても今までの薬品以上に慎重に情報収集することが望まれる。また、一般の人も、健康食品であれば副作用がないだろうと過信せず、それらの利用に慎重になることが必要である。

インターネットやマスコミなどを通じて一般の人にも薬物（西洋医薬）の副作用が知れわたり、医薬品の有害事象（副作用）に対して過敏な人が多くなっている。その反面、健康食品やサプリメント、あるいは漢方薬などでは一般に副作用がないと信じられており、安易に使用されすぎていることも多い。

インターネットに現われる健康情報と医療情報リテラシー

上述した減肥茶による肝障害の事件は二〇〇二年の出来事であったが、二〇〇五年五月二十六日再びダイエットサプリメント・天天素による死亡事故が報道された。

国立医薬品食品衛生研究所による分析の結果、天天素には、向精神薬「マジンドール」と、わが国で未承認の肥満治療薬「シブトラミン」などの医薬品成分が検出された。「マジンドール」は、わが国で食欲抑制剤として認可されているが、麻薬および向精神薬取締法の向精神薬に該当する医薬品である。副作用として、口渇感、便秘、悪心・嘔吐、睡眠障害、胃部不快感などがあり、さら

輸出元：(China/Shanghai) オススメ度：★★★★★
即効性：あり
メーカ/内容量：広州野馬生物保健品/30cap
使用例：１日１回、朝食30分前１カプセル。
天天素について：中国品名「食欲抑制系痩身剤」。１日たった１カプセル飲めば良い、手軽で強力な痩身剤。基本的に食事制限が不要という、これまた便利なダイエットサプリメント。食欲が減るので、栄養のバランスを考えた食事、特に高蛋白な物や野菜を多く摂ると良い。70kg男性が１ヶ月で63kgまでダイエットに成功した実証・確認済の痩身剤。普段よりも便通が良くなったり、多少口の渇きがある場合がある。食欲抑制系サプリメントに良くある、やる気が無くなるなどの仕事や日常に影響することはない。単純肥満の場合、お腹まわりからお尻にかけて痩せ始めるのが体感できる。中国ダイエット食品と言えば肝炎などで話題になったが、この天天素は副作用も特になく、健康的にダイエットできる安全性の高い優れもの。中国上流階級では有名な、割とローカルな大人気サプリメント。

に重大な副作用として依存性や肺高血圧症も報告されている。「シブトラミン」は、米国では肥満症治療剤として使用されているが、わが国ではまだ承認されていない。副作用として、頭痛、口渇、便秘、不眠、鼻炎などがある。このような成分が消費者にはかくされたまま、健康食品のなかに入れられていたのだ。

厚生労働省医薬食品局は、五月二十七日付で天天素に対する注意として、

「医薬品は薬事法により、わが国で安全性、有効性等が審査されて承認された製品だけが流通可能ですが、この製品については無承認無許可医薬品であり、安全性等は全く確認されていません」との通知を出した。

このような危険な物質が含まれているにもかかわらず、インターネット上のとある販売サイトには、上のような広告が出ていた。

ここに見られるように、インターネット上の宣伝には、全く信頼性のない言葉が書き連ねられている。サイト自体が神出鬼没であり、それを取り締まることも困難を極める。インターネットは、健康に関する情報が手軽に入手できるため今後ますます利用されるだろうが、そのなかの情報は玉石混淆であり、慎重に見極めることが必要とされる。

しかし、若年女性の痩身願望は強く、食事の制限が不要でカプセルを飲むだけでよいという手軽さにひかれて、簡単に信用してしまう。今後、インターネット上の医療・健康情報を収集し読む力（情報リテラシー）を身につけるための全国民を対象にした教育が必要となろう。

健康を薬に頼らせようとする広告・宣伝

病気の治療を薬に頼ろうとすることは、国民側だけの問題ではなく、テレビや新聞・雑誌などの広告による影響も大きい。例えば、

「風邪かなっと思ったら、すぐ〇〇〇」

「くしゃみ三回、××三錠」

「風邪を引いたら早めに〇〇〇を。」

などのテレビコマーシャルにより、風邪はひき始めの時期に薬を服用すれば早く治るとのイメージを持っている人は多い。そのため、病院の外来では

「風邪のひき始めなので、早く治るように薬をください」

「よく効く注射をしてください」

などと薬や注射を求めてくる患者も多い。

しかし、いわゆる風邪薬は、風邪に伴う症状を抑制するための成分が配合された合剤であり、風邪そのものの経過を変えたり、早く治すものではない。実際には、風邪に伴う、熱や咳、鼻水などの症状を抑えるため、症状に応じて消炎鎮痛剤や抗ヒスタミン剤、咳止めなどの薬が配合されている。このような薬は、体が本来持つ感染防御作用を抑えてしまうために、かえって風邪を長引かせる可能性がある。例えば、インフルエンザでは消炎鎮痛剤の服用によりかえってインフルエンザ脳症をきたしやすくなるなどの悪影響もあるのだ。

科学的な根拠に基づいて、との趣旨で作成された風邪の治療に関するガイドライン「エビデンスに基づく上気道感染の診療ガイドライン」には、風邪の初期の軽い症状なら医療機関を訪れなくていいと書かれている。そして、抗生剤の安易な使用は、むしろ「やってはいけない」ことに分類されている。抗生剤を使ったほうがいいのは、高熱の持続（三日間以上）、膿性の痰、鼻汁、扁桃腫大と膿栓・白苔の沈着、中耳炎や副鼻腔炎の併発、強い炎症反応（白血球増多、CRP高値など）、ハイリスク（高齢者、免疫不全、悪性腫瘍、他の重篤な呼吸器疾患の合併など）のある患者に限定される。

いわゆる市販の風邪薬に入れられている成分のほとんどは、「やってもいい」程度の評価であることが明記されている。

「風邪かなっと思ったら　すぐ○○○」

という宣伝文句は、あたかも早く風邪薬を飲めば早く治るというイメージを一般の人に与えるという意味で、不当表示というべきであろう。

「○○を食べれば健康に良い」とか、「××で△△が治る」などの表現がテレビや雑誌に頻繁に現われるように、短絡的で安易な情報が受け入れられやすい。このような宣伝文句により、「病気は薬により治る」という観念が刷り込まれ、日本人は薬漬けになっていくのだ。

二〇〇七年一月、関西テレビ系列の「あるある大事典」において「やらせ問題」が浮上したが、この事件は「やらせ」の単なる一つの例に過ぎないのであろう。バラエティ番組のなかで取り上げられる健康情報は十分な注意が必要であることが、この事件により証明されたと言えよう。

インスリン抵抗性改善薬による肝障害死

生活習慣病の薬剤は対象となる患者数が膨大であり、しかも長期間服用されるため、生活習慣病に対する薬剤の市場規模は大きく、製薬企業の新薬開発の目標となっている。糖尿病はその典型例である。

「糖尿病実態調査」（平成一四年）によれば、日本の糖尿病患者数は七四〇万人であり、成人の一〇人に一人は糖尿病であるという。糖尿病予備軍（糖尿病と健康との境界線にある）を含めると一六二〇万人に及ぶ。わが国で糖尿病の患者数はさらに増え続けている。

糖尿病患者の大部分を占める二型糖尿病はインスリンの不足により生じる病態であるが、その初期の段階には、インスリンがあっても肝臓や筋肉でのインスリンに対する反応性が低下する状態、すなわちインスリン抵抗性、が出現する。肥満や運動不足、単純糖類の過剰摂取などの生活習慣がインスリン抵抗性の原因である。

従来の糖尿病の治療薬は、膵臓のランゲルハンス氏島からのインスリンの分泌を刺激したり、インスリンを注射するなど、不足するインスリンを補給するものであった。一方、インスリンの分泌を増やすのではなく、インスリンに対する細胞の感受性を高めることを目標とした新しい機序の経口糖尿病薬としてインスリン抵抗性改善薬（トログリダゾン）が登場した。糖尿病の患者を氷山の水面上の部分であるとすれば、インスリン抵抗性の患者は氷山の水面下の部分に相当し、患者数は極めて多い。

糖尿病の前段階である、インスリン抵抗性は、自覚症状にも乏しく、死に直結する状態ではない。本来食事療法や運動指導により対処すべきで病態である。しかし、手間がかかり面倒な生活指導よりも、一粒の薬を飲むだけで病態が改善するという手軽さから、インスリン抵抗性改善薬は患者からも医師からも歓迎された。

トログリタゾンはわが国の製薬会社により開発された最初のインスリン抵抗性改善薬であり、アメリカでも認可をうけて販売された。しかし、六〇万人に処方された時点で一六五例（約三六〇〇人に一人）の肝障害が発症し、四例の死亡が報告される結果となった。わが国では一九九七年三月に発売が開始され、同年十二月末までに約二〇万人が服用し、この時点で肝障害のために入院した患者は七四人、そのうち四人が死亡した。一九九七年十二月、イギリスは日本やアメリカでの重症肝障害の死亡例の報告により、発売の中止を早々に決定した。

副作用としての死亡は五万人の服用者に対して一人であり、これが抗がん剤であるならば、副作用は極めて少ないと問題にならなかったであろう。しかし、対象患者が本来死ぬことのない軽症の糖尿病であり、肝障害による死者が何人も出ることは社会的に容認されなかった。対象となる患者数が何十万人と膨大であるために、結果として数多くの死者が出てしまい、わが国では発売開始後三年で販売中止となった。

αグリコシダーゼ阻害薬アカルボース（グルコバイ）も比較的軽症の糖尿病に使用される薬として開発された。アカルボースは小腸内で糖分を分解する酵素であるαグリコシダーゼの活性を抑えて、ブドウ糖の吸収を抑制する薬剤であり、食後の急激な血糖の上昇を抑える。わが国では発売後五年間で五七例の肝障害が報告され、そのうち二例は劇症肝炎により死亡している。

このように糖尿病治療薬による死亡は少なからず報告されており、軽症の生活習慣病へ薬剤を安易に投与してはならないことを示している。

肥満に対する遺伝子操作

二〇〇五年、コロンビア大学の研究グループは一流科学雑誌（*Journal of Clinical Investigation*）

に、神経に特異的なレプチン受容体の遺伝子を db/db マウスに導入することにより、肥満、糖尿病、不妊症などが改善したことを報告した。遺伝子治療はこのように肥満まで治療の対象にしようとするのであろうか？

遺伝子治療が応用されるためには、その前提として、原因遺伝子が特定された遺伝子疾患であること、緊急の治療を要する急性ではなく慢性期の病気であることがあげられる。その上で、病状が重篤で致死的であること、予後が極めて悪いこと、治療費が高額となることなどを満たす疾患が遺伝子治療の最もよい対象となる。すなわちＡＤＡ欠損症、Ｘ染色体連鎖免疫不全症など単一の遺伝子病が最も遺伝子治療の開発が望まれている対象疾患である。その次に、筋萎縮性側索硬化症、パーキンソン病、脊髄小脳変性症、筋ジストロフィー、ハンチントン病、アルツハイマー病など、他に効果的な治療がない進行性の重篤な病気が、よい対象であると考えられている。

一方、生活習慣病である肥満、高血圧、糖尿病、高血圧などは、有効で安全な治療法が存在していること、単一の遺伝子の病気ではなく遺伝子治療も効果が期待しにくいことから、遺伝子治療をおこなうメリットは少ない。

しかし、科学者の知的好奇心はこのような社会的な制限では留めることができない。生活習慣病は対象となる患者数が多く社会的影響も大きいため科学者の野望の対象になりやすい。そのような理由から、生活習慣病も遺伝子治療の対象疾患として動物実験による研究が続けられている。そして、動物実験である程度成功すれば次にはヒトへの応用へと進められていくだろうことは想像に難くない。

病気の原因とその対処法

病気を起こす原因は、生活習慣因子、環境因子、遺伝的因子の三つがあげられる。多くの病態は単一の因子によりおきるのではなく、三つの因子が多かれ少なかれ関与して成り立っている。生活習慣因子は個人の意志により変えることが可能であり、環境因子は外からの働きかけや社会政策により変化させることが可能な社会レベルで解決すべきものである。それらと異なり、遺伝的因子は自分では勝手に変えることのできない、本来人類にとって手をつけられない分野であった。

この三つの因子のなかで現代医学が最も成功をおさめてきたのは、環境因子への対策である。例えば、結核症、肺炎、寄生虫症などの感染症に対して抗生剤を投与する。また、天然痘であれば、患者を隔離したり、予防のためにワクチンを普及させ、環境を整備することにより病気のコントロールが可能となった。ホルモンやビタミンなどの欠乏症に対しては、薬剤による補充で病態を改善することに成功した。このような流れのなかで、高血圧、高脂血症、糖尿病や肥満など生活習慣病に対しても、薬物投与により治療することが当然のように考えられている。

疾患の解明は臓器レベルから細胞、分子へとすすみ、遺伝子レベルへのアプローチさえ可能となった。そして、遺伝子操作が可能な時代を迎えて、科学者の興味は当然のように遺伝子治療に向かう。遺伝子治療は本来遺伝子の病気である単一遺伝子の異常による疾患への応用から始まるだろう。

しかし、遺伝子異常による疾患でなくても、がんなどは既に遺伝子治療の対象となり、生活習慣病である肥満や糖尿病も、動物の実験的な研究では既に遺伝子治療の対象になっている。

先進諸国で大きな問題となっている生活習慣病も、過去に成果をあげてきた薬物療法が現在の中心であり、遺伝子治療の研究が既に始まり大きな費用と努力が払われているのが現状である。

しかし、薬物療法には必ず副作用がともなう。脂肪肝は人口の三〇％をも超えるほど対象患者の数が多く、しかもその薬物療法は完治させるためではなくコントロールするだけであり、恐らく一生の間薬をのみ続けなければならない。多数の人を対象にして長期間服用を続けざるをえない薬物療法は、副作用による危険性と社会に経済的な負担が当然大きくなる。

すでに述べてきたように、肥満や糖尿病に対して薬や健康食品が安易に使用され、死者が大量に出ている。本来食事や運動など生活習慣の改善で解決すべきものを薬剤に頼った結果の悲劇である。

生活習慣病には、先ず生活習慣の改善へのアプローチ、すなわち行動変容、を目指した治療が優先されるべきだ。薬物治療や遺伝子操作によらなくても、生活習慣の改善により予防や治療が可能であるからだ。遺伝子操作や薬剤でなければ治療のできない疾病ならばやむをえないが、人が快楽や快適さの追求を優先して、生物としてのヒトが本来行なうべき生活習慣とかけ離れた生活を送ることで病気になっているのであれば、生活習慣の改善にもっと目を向けなければならないであろう。

これからの医療に向けて

本稿では脂肪肝やその原因となる肥満を中心に、現代の医療や社会の抱える問題を述べてきた。脂肪肝や肥満などの疾患の増加は、社会の進歩に伴う個人の生活スタイルの変化によるものであり、それを今後どのように制御していくかが大きな問題である。過度のコマーシャリズムや誤った情報の伝達を規制したり、倫理的に問題のある研究を規制する、あるいは研究の予算をつけないなどの対処が必要となろう。

しかし、医療者も患者も、今までの経験から惰性的に薬物療法により対処しようとしているし、また要素還元主義的な科学進歩の方向の先にある分子生物学的手法、すなわち遺伝子治療を採用しようとしている。それらは、外から操作を加えることにより人体の能力や人体の反応を変えようとする行為であり、大きな意味でエンハンスメントである。

内的に変えること、すなわち生活習慣や行動を変えることに対して医療者の関心は低く、患者や一般の人もそれをできるだけ避けようとしてきた。行動の制御は従来宗教が担ってきたが、宗教が影響をもたなくなり、節制すること、食生活の規制などが失われた現代において、生活の規範を今後どのように確立していくのかが問われている。

ヒトとして望ましい食生活のあり方、運動・行動の仕方などが研究され、それが広く教育により普及することも必要であろう。そして、個人がどのようにして自分の欲望をコントロールしていくかの教育あるいは治療も開発されなければならない。その意味で、今医療は大きな曲がり角を迎えている。外的にではなく、内的な変化をあたえる医療が要求されているからだ。

註

（1）ここでエンハンスメントとは、本来もっている能力や性質以上に増強することをいう。
（2）高蛋白・高エネルギー食を奨めたアメリカの医師。

参考文献

加藤眞三『肝臓病生活指導テキスト』南江堂、二〇〇四年
加藤眞三『患者の生き方――よりよい医療と人生の患者学のすすめ』春秋社、二〇〇四年

6 人工生殖は神の業への介入か？

――イスラムの視点から

八木久美子

一 イスラムにおける法と倫理観のあり方

自分が誰の子であるかについて、必ずしもすべての人が知っているわけではない。しかしどこの誰とはわからなくても、誰にでも一人の父親と一人の母親が存在することは疑いようのない事実だとされてきた。しかし今、生殖医療の発達が親族概念に変化を与えようとしている。代理母、人工授精、体外受精、そしてクローニングといった技術が、これまで揺らぐことのなかった生殖についての常識を破壊してしまった。卵子提供者と子宮提供者ではどちらが「本当の」母親なのであろうか。これは以前からあった、生みの親と育ての親とはまったく性格の異なる問題である。

親子という関係は、それ以上ないほどに明白であるという理由で、社会の基本的な単位となっていたとも言えるが、それが揺らいでいる。切実なのは、従来の法体系では対処できない問題が実際に生まれつつあるということだ。親族関係が不明確になることが、親権、相続権、そして婚姻関係の可否にまで影響を及ぼしかねない。しかしだからといって、法を整備すればすむという問題ではないのも確かである。

代理母、精子バンクなどのシステムについて聞かされたとき、多くの人が説明のつかない居心地の悪さを感じるに違いない。親子関係は、人間の意志では選択することができないものであるがゆえ、ある種の神聖性を帯びていたのに、それが崩れようとしているということであろうか。起きていることに不安を感じ、なんらかの歯止めが必要であると感じながら、人々はその理由を説明できないでいるようだ。

日本とは異なり、特定の宗教が社会全体に大きな影響力を持つ場合には、事情は違っているのだろうか。言い換えれば、ことの是非を神の存在を前提に判断しようとする社会では、議論のあり方が異なるのではないかという問いかけである。ここではイスラムという宗教とともに生きる人々を例に、彼らが人工生殖の問題についてどのように論じているかを見ていく。イスラム教徒の間で交わされる議論をいくつか紹介し、とくにその議論の作法に焦点を当てながら、彼らが持つ世界観や人間観をもあわせて検討の対象としたい。

はじめにイスラムについて、ごく簡単に説明しておこう。それは世界の主要な宗教のなかで、日本人にとってもっとも分かりにくい宗教のひとつと言って過言ではない。たとえば宗教の類型から言っても、イスラムは、日本人にとってもっともなじみの深い神道と見事なまでに対照をなす。イスラムはムハンマドによって始められた創唱宗教であり、人類すべてに向けられた普遍宗教であって、絶対者である神の隔絶性を強調する一神教であるのに対し、神道は特定の預言者を持たない自然宗教であって、日本固有の民族宗教であり、そして八百万《やおよろず》の神を持つ多神教である。さらに神自体のイメージも、イスラムの唯一神が人間との距離を強調する厳格な神であるのに対して、神道の神々は人間と同じように嫉妬し、笑い転げる。

しかしそれよりもはるかに重要なのは、イスラムという宗教は日本人がふつうイメージする宗教とは異なり、世界観や価値観を支え、精神的な救済をもたらすだけでなく、人々の日々の暮らしの細部にまで関わるという点である。日本社会で通常「法」というと社会の成員として生きていくのに必要な最低限のルールを思い浮かべるが、イスラム法では義務行為と禁止行為だけでなく、推奨行為、中立あるいは許容行為、そして自粛行為という分類がある。つまり義務ではないがした方がいい、禁止ではないがしない方がいい、どちらでも構わないという三つの範疇は、日本社会では道徳、常識、社会通念として扱われるだろうが、イスラム法はそうしたものもカバーする。つまりイスラム法は日本人が日常的にいうときの法とはまったく性格を異にし、一つ一つの行ないが神の意志にどれほど適っているかに関する判断の蓄積とでも言うべきものである。

言い換えればイスラム教徒とは、常に神の意志のありかを問いながら生きる人々ということになるだろう。しかしこれによって、イスラムは人間の自由な判断を封じ込め、ひたすら神の命令に従う受動的な生き方を要求すると考えてはならない。というのは、彼らは何をすべきで何をしてはならないかを常に問い続けなければならないからである。答えは必ずしも、最初から与えられているわけではない。だからこそ、彼らは新しい問題に遭遇する度に、コーランを参照し、預言者の慣習に倣い、これまでの議論の積み上げを振り返り、神の意志のありかを探し出そうとする。新しく出てきた問題への答えは、その時代を生きるイスラム教徒が見つけ出さなければならないのであり、それは人工生殖についても同じである。

ただ実際には、誰もが自分自身で答えを導き出せるわけではない。コーランや預言者の伝承を正確に読み解き、然るべき手続きを踏んで結論を出すことができるのは、通常イスラム法学を専門的に学んだ者に限られる。一般のイスラム教徒は、こうした専門家にアドバイスを請う。人々が質問した事柄への回答となる、専門家の判断のことを「ファトゥワー」というが、大統領がこれから採ろうとする政策の是非についてファトゥワーを求めることもあれば、一般市民が子供の教育、人間関係、あるいは職業上の問題について相談することもあり、その内容はまさに多様としか言いようがない。

重要なのは、ファトゥワーには拘束力がないという点だ。イスラム法が日本でいう道徳や社会通念とも重なるとすれば当然と言えようが、この点は特に強調しておきたい。さらにイスラム法学には複数の異なる学派がある上(1)、基本的に一人の学者として個人の良心に従ってファトゥワーを出すのであり、同じ学派でも法学者によって判断が異なることは珍しくはない。出されたファトゥワーに対してどのような態度を取るかは、その人の自由である。その見解に一〇〇パーセント従ってもいいし、逆に完全に無視することも理論的には可能である。また納得がいかなければ他の法学者のところへ行き、改めて意見を求めてもいい。言い換えれば、一般のイスラム教徒であっても最終的には自分で判断することを求められるということだ。

とはいえ、ファトゥワーが人々の判断に大きな影響を与え、世論形成に大きく関与していることに変わりはない。さらに問題がどのような形で語られ、認識されているかを見るうえでも、ファトゥワーは格好の材料となる。

二　神による人間の創造

本当にあなたがたの主はアッラーであられる。かれは六日で天と地を創り、それから玉座に座しておられる。かれは昼の上に夜を覆わせ、夜に昼を慌ただしく相継がしめなされ、また太陽、月、群星を、命に服させられる。ああ、かれこそは創造し統御される御方ではないか。万有の主アッラーに祝福あれ。(「コーラン」七:五四)

イスラム教徒にとって、神はすべてのものの創造主である。神は六日間で天と地を創った。しかし重要なのは、これによって神の創造の業が完了したと考えてはならないという点である。それどころか、神の創造の業は今この瞬間も続いているとされる。いわば一瞬一瞬、宇宙は神によって創り続けられているのだ。今あるこの宇宙は永遠に存在するとは限らず、神が欲したならば、瞬時にして地上のありとあらゆるものは消滅する。そして重要なのは人間の誕生も、この神による創造の業の一つと捉えられていることである。

言ってやるがいい、「アッラーが、あなたがたに生を授け、それから死なせ、それから復活の日に、あなたがたを召集なされる。それに就いて疑いはない。だが、人々の多くは、これを理解しない」。(「コーラン」四五：二六)

人間に生命を与えるのも、そしてそれを奪うのも神である。人の生も死も神の意志次第であり、人間はそれを拒むこともできなければ、不満を持つことも許されない。ましてやそれに人間が関与することは瀆神的な行ないにほかならない。殺人はもとより、自殺も禁じられるのはそれが理由である。

人間の創造について、コーランでは次のように言う。

創造された一切を、最も善美なものになされ、泥から人間の創造を始められる。かれは、いやしい水(精液)の精からその後継者を創られ、それからかれ(人間)を均整にし、かれの聖

霊を吹き込まれ、またあなたがたのために聴覚と視覚と心とを授けられた御方。（『コーラン』三二：七―九）

最初の人間アダムは、泥からその身体を創られ、そこに聖霊あるいは魂（アラビア語ではともにルーフ）を吹き込まれるという手順で誕生した。人間が創られたのが泥からだというのは重要である。つまり人間とは、本来なんの価値もない泥、土くれでしかなかったということだ。神に命じられた天使によって魂を吹き込まれることによって、泥の塊はようやく人間になったというのである。さらに強調しておきたいのは、この最初の人間だけでなく、彼の「後継者」たちの誕生、つまり今日まで絶えることなく繰り返される人間の誕生もまた、神の業だとされる点である。「いやしい水の精」から身体が創られ、そこに魂が吹き込まれるという手順で、一人一人の人間がこの世に生を受ける。一人の人間が生きているという事実そのものに、イスラム教徒は神の意志の働きを見る。

元来人間は土くれ以外のなにものでもなく、神の意志がなければ存在さえ許されないのであり、たしかに神と比べれば人間の卑小さは言うまでもない。人間が本来的に持つ価値などないのだと言ってしまうこともできる。しかし逆にいえば、どんな人間であってもこの世に生を受けたということは、神がその存在を欲したのだということにほかならない。すべての人間が尊ばれる理由は、この一点で十分である。

先にも触れたように、このような人間観、世界観が教義や儀礼にとどまるのではなく、一つ一つ具体的な規範や慣習をも生み出すというのがイスラムという宗教の特徴である。人間の誕生についてのイスラムの理解は、当然、それを出発点として具体的な規定を生んでいく。これについては後で述べるが、胎児が相続権を持つという一つの見解も、出生以前のある時点ですでに人間と見るべきだという見方があるからこそ出てくるのである。

では人間の誕生の経緯について、もう少し詳しく見てみよう。先にはコーランの一節を引いたが、胎児の発育について説明する有名なハディース（預言者の伝承）があるので、それを挙げることにする。

アブド・アッラーによると、誠実で信頼できる神の使徒は言った。「汝らのうちの誰でも生まれるときは、そのもととなるものが先ず母の胎内に四〇日間留まり、次にそれが同じ期間、血の塊となり、次にまた同じ期間、肉の塊となる。その後でアッラーが天使に四つの言葉を持たせて遣わすと、天使はその人間の将来の行為、寿命、賜物、運命を書きしるしてから体に魂を吹き込む。」（『ハディース』牧野訳、第三巻二八八頁）

三つの四〇日間、つまり合計一二〇日間をかけて、肉体がまず作られ、その後に魂が吹き込まれることによって、母の胎内にて人間の創造は完成する。その意味でこの世に生を受けるという意味での出生はしていなくても、一二〇日を経た胎児はすでに人間だということになるのである。

日本人にとって、いったい胎児とは人間なのか否かという問いは、答えようがないと言っていいだろう。それはいわば受精から誕生にいたるまでのプロセスとして捉えるべきものであり、何日目からは人間でそれ以前は人間ではないというはっきりとした線引きなどできないのではないか。現実には医療のさまざまな場面で胎児を人として扱うか否かの決定が求められていようとも、イスラム教徒にとっての一二〇日に相当するような明確でかつ意味のある数字をわれわれは持っていないのである。

ではイスラム教徒の場合、具体的な局面でこの数字がどのように扱われるのだろうか。実際に発表された、人工妊娠中絶についてのファトゥワーを見てみよう。質問者は次のように、問いを投げかける。

私の妻は今、妊娠八週目です。私たちが最後に持った子供が今、十ヶ月になったばかりなので、この妊娠は続けないことにしようと思っています。この段階で妊娠を止めることは許されることでしょうか。

これに答えるイスラム法学の専門家は、「一二〇日以内であれば、胎児はまだ完全な人間ではありません」と言った後、論拠として先のハディースを引く。その上で、次のように続ける。

ですから、一二〇日目以降は胎児は一人の人間であり、いかなる害を与えることも罰せられるべきものとなります。一二〇日以前であれは、そうする必要がある限り、中絶、あるいは精子や卵子に影響を与えることは許されます。必要がないのにそうすることは、自粛すべき事柄となります。（章末のＵＲＬ）

これは一つの例に過ぎないが、妊娠一二〇日をもってその胎児は人間として扱われるべきとするのは、イスラム法学の専門家の間でほぼ一致した見解と見てよい。つまり、先のハディースを根拠として受精から一二〇日を境とするのが、個々の問題を議論する際の出発点となるのである。たとえば、一二〇日以降の胎児は原則的に人間であるからこそ、先に触れたとおり、相続権を持つという見方もありうるし、またこの時点以降、不幸にして死産ということになった場合は、葬儀を行なうべきという見解もある。

話を戻すが、人工妊娠中絶に関するこのファトゥワーを得た夫婦にとって、一二〇日を超えた後で中絶することはなんとしても避けるべき選択と映ったことだろう。もちろんファトゥワーを無視し、一二〇日を超えた段階で中絶したとしても、彼の生活する国の法は彼を罰しないかもしれない。しかしこの世の法で罰せられることはなくても、神はそれを一人の人間の命を奪う行為とみなすことに変わりはない。そのことを前提に、この夫婦は決定を下すことになる。

言い換えると、この夫婦にとって、選択肢は次のような形をとる。一二〇日以前であっても自粛すべき事項であるという理由で、産むことを選択するか、あるいは必要である限り許されるという理由で、現実的な生活を考慮し一二〇日以前に中絶を行なうか。もちろんその際には、経済的な配慮が「必要がある限り」という条件を満たすものなのか否かなどについても、考えることになるだろう。

どちらにせよ、神の創造の業として人間の誕生を捉えれば、今生きている人間の都合だけを理由に、胎児に手を下すことは始めからありえないが、これは親子というきわめて近い人間関係にも神が介在しているという点でさらに重要である。「私」と神が一対一で向き合い、そして「私」の子供もまた同じように神と一対一の関係にあることを前提とする。その上で初めて、「私」は子供との間に、人間としてあるいは親としての関係を持つ。だからこそ胎児を自分の「もの」として、自分の都合だけで処理するという発想はありえないということになるのである。

三　人間の介入はどこまで許されるか

では次に、具体的な生殖医療の方法とそれについての議論を見てみよう。ここで再び確認しておきたいのは、イスラム法学にはつねに多様な見解があり、どれほど有力なものであれ、一つの意見をイスラムの「公式」見解として語ることは許されないという点である。さらにイスラムは世界の五十を超える国で支配的な宗教であり、それぞれの国の状況の違いを受けて見解に差が生まれるのは当然のことである。スンナ派とシーア派の間にある違いについては言うまでもない。そうした実情を踏まえ、これから取りあげる見解が必ずしもイスラム世界全体を代表するものではないことをはじめに断わっておく。

人の誕生が神の創造の業の一環として理解されるのであれば、人のクローニングがまさに人間が神の業に介入し神に取って代わろうとする不遜な試みとして忌避されるのは当然と言えるかもしれない。実際、これを禁止すべきと考える立場が圧倒的である。例としてカタル大学教授ユースフ・カラダーウィーの見解を取りあげてみよう。穏健なイスラム主義の立場をとるカラダーウィーは、現在のスンナ派イスラムにおいてもっとも影響力を持つ法学者の一人であり、日本のメディアでもとりあげられたことがある。なおカラダーウィーは、現在もっとも重要なイスラム教徒向けのインターネット上のサイト「イスラム・オンライン」の中核メンバーである。

彼はクローニング禁止の根拠として、次のような点を挙げている。

（一）それは創造における多様性（の原則）と矛盾します。神は多様性を基本にして宇宙を創造されましたが、クローニングは元の身体と同じ特徴を持たせるという複製が基本になっています。まだ私たちは、そのすべてのありようを考察したわけではありませんが、これは人間の生に大きな腐敗を招くことになるでしょう。たとえばクローン（人間）からなるクラスで学生が何か悪いことをしたら、教師はどうやって見分けるというのでしょう。クラス全体が同じ特徴をしているというのに。

（二）　クローン人間を創ることがもし許されるとしたら、クローン人間と元の人間との関係はどのように定めればよいのでしょうか。それは兄弟、それとも父親、それとも彼自身ということになるのでしょうか。これは混乱を引き起こす問題点です。

（三）　クローニングはものを対で創るという（創造の）パターンと矛盾しています。神は聖なるコーランのなかでこう言われています。「またわれは、凡てのものを両性に創った。あなたがたは訓戒を受け入れるであろう（という配慮から）」（「アル＝ザーリヤート」四九）。クローニングは一つの性に依存していますから、この原則に反していることになります。このことは人々に害を与えるでしょう。

（四）　人は楽園においてでさえ一人では生きられないということが分かっているがゆえに、いと高き偉大なる神は楽園におけるアダムの伴侶としてイブを創られたのです。こうして彼らは愛と親密さの原型となりました。生きていくうえで互いに必要としあうのは親同士だけではありません。子供も両方の親を必要としています。こうした意味合いがクローニングからは決して得られはしません。（章末のＵＲＬ）

カラダーウィーが挙げた四つの根拠は、大きく二種類に分けることができる。（一）、（三）、（四）はイスラムから見た「創造の業」とのずれを問題視するものである。なかでも（一）で言及されている点、つまり神の創造の業が多様性を基本としているという点は重要である。たしかにこの教室の譬えはわかり易さを狙うあまり、かえって説得力の欠けるものになっているが、その背後にあるのは、同じ種に属するものであっても、どの個体をとっても他とは異なっている点に、イスラム教徒は神の意志を感じとるという事実にほかならない。論理的には無数にありうる個体が、どれをとっても同じではないというのはまさに奇跡ということになろうか。さらには、それぞれが異なっているからこそ、どれも代替のきかない、かけがえのないものであるという認識も生まれてくる。

(三)と(四)に関していえば、すべての生き物が雌雄、あるいは男女という二つの性を持ち、一組の両性が親となって子を設けるというのが神の定めたルールである。楽園においてすら一人ではいられず常にパートナーを必要とする人間にとって、このことは愛しあう者を与えられるという意味で感謝すべきことだとされる。クローニングはこうした完璧な創造の業と、あまりにもかけ離れている。

しかしそれ以上に注目すべきなのはもう一つの根拠、つまり(二)の部分である。それはクローン人間が生物学的に「自然な」親族関係を結べないということに関するものである。この問題意識そのものが、ある意味でイスラム的な価値を反映していると言えるだろう。おそらく日本人の多くにとって、クローン人間と遺伝子提供者との関係が親子なのか、兄弟なのかなどという問いはあまり考えられないのではないか。少なくとも、クローンについての最大の問題とは考えないのではないか。以下に順を追って論じていくが、イスラムにおいては親族関係を明確にすることが人間として逃れようのない義務とされており、そのことが生殖医療に対する判断に決定的な影響を及ぼしていると言っても過言ではない。

親族関係の明確化が重視されるといえば、たとえばアラブのイスラム教徒の間では、既婚者は一種の敬意を込め、子供の名を使って「だれだれの父親」、「だれだれの母親」と呼ばれる伝統がある。ムハンマドという男がハサンという名の息子を持っているとしよう。すると彼は「アブー・ハサン」、つまり「ハサンのお父さん」と呼ばれるのが普通で、ムハンマドとその名を直接呼ぶのは親兄弟などごく近しい者に限られる。逆に子供の方も、自分の名前の後に父親の名を添える。つまりこの場合では、ハサンは正式には「ハサン・ブン・ムハンマド」、つまり「ムハンマドの息子ハサン」と名乗るのである。

この名乗り方が意味するのは、人は誰の親であるか、誰の子であるかということでそのアイデンティティが決まるということになる。こうした社会において子を持たないことが、当人にとっていかに深刻な問題であるかは想像に難くないだろう。男は父親になり、女は母親になって初めて一人前の社会の成員として認められるのである。もちろん、将来の安定のためという理由で子供を望むこともあろうが、それだけではない。

それほど子供を望む気持が強いのであれば、子供が生まれない場合は養子をもらえばよいのではないかという疑問が生まれるかもしれない。しかしながら、イスラムでは養子は認められない。誤解のないよう説明するが、それは孤児を引き取り、育てることを禁じるということではない。それどころか、孤児を養育するのはイスラム教徒にとって善行の代表的なものであり、コーランにも繰り返し、孤児によくしてやるよう命じる記述がある。

しかしそうする際には、その孤児の生みの親が誰であるかを明確にすることが条件とされている。誰に育てられようとも、その子は養父ではなく実父の名を自分の名の後につけなければならない。もしその子がアリーという名であり、実の父親がアフマドであれば、その子は「アリー・ブン・アフマド」、つまり「アフマドの息子であるアリー」と呼ばれ続けなければならない。ハサンという名の養父に育てられたとしても、「アリー・ブン・ハサン」と呼んではならないのである。

これについては、コーランでもはっきりと次のように規定されている。

かれら（養子）の父（の姓）をもってかれらを呼べ。それがアッラーの御目に最も正しいのである。もしかれらの父（の姓）を知らないなら，信仰におけるあなたがたの兄弟、友ということにするがよい。あなたがたがそれに就いて誤ることがあっても、罪ではない。だがあなたがたの心に悪い意図のある場合は別である。アッラーは覚容にして慈悲深き御方であられる。
（「コーラン」三三：五）

このようにして、一人の人間が生物学的に誰の子であるかがつねに明らかであることが求められる。つまり、実の親の存在を隠し、孤児を自分の子として育てることは、絶対にあってはならないこととして禁止されるのだ。なぜならばそうした行為は、実子にだけ認められた相続権の侵害につながりかねず、さらには血縁関係を不明瞭にした結果、婚姻関係を結びうる相手か否かについて誤った判断を引き起こす可能性があるからである。親族関係を明確にし、それに基づいた約束事を守ることによって維持されるべき秩序が、これによって破壊されかねない。

このような状況を考慮すれば、不妊に悩む夫婦にとって人工授精は唯一の希望と言ってもいいだろう。イスラム・オンラインのファトゥワー・バンクでも人工授精についての質問は同種の他の質問と比べてかなり多いが、そのことはまさに、人工授精が大きな関心を持たれていることを裏付けている。それらの質問のなかから一つを挙げてみよう。まず、質問者は次のように尋ねている。

そちらのサイト上で、パレスチナの女性たちに関し、夫からの人工授精（の是非）について書かれた記事を読みました。彼女たちはシオニストの占領下、夫たちが拘束されていて会うことが困難だからということです。これはイスラム法に矛盾しはしないのでしょうか。神のご加護がありますように。

この質問への回答は、一人の法学者によるものではなく、イスラム法学アカデミーの見解を紹介するという形式になっている。イスラム暦(2)一四〇七年サファル月、つまり一九八六年十月に出されたこの組織の決定は、まず人工授精についてそれを七種類に分類する。最初の五つは、非配偶者の精子を使うなり、代理母を使うなり、何らかの形で第三者の介入をみるものであり、これらはすべて全面的に否定される。最後の二つは一つが配偶者間の人工授精、もう一つは配偶者間の体外授精であるが、これらは「その必要が確認され、かつ必要な留意がなされるのであれば、その手段に訴えることに問題はない」とされる。そして最後に、当時のアズハル大学学長、シャルトゥートの見解が紹介される。アズハル大学とはエジプトにある大学であり、スンナ派においてはイスラム諸学の最高学府である。

人工授精が婚姻関係によって結ばれていない女性と男性との間で行なわれるのであれば、このケースはイスラム法学的に忌むべき犯罪であり、深刻な罪である。それは本質において姦通と変わらない。要するにそれは第三者の男の精液を故意に、合法的な婚姻関係で結ばれない相手の子宮に入れることである。（章末のＵＲＬ）

非配偶者間の人工授精は、婚姻関係にある一組の男女が子を設けるというルールから外れる。その意味でそれは姦通と同じと見なされるのである。したがって、子供を持ちたいと願う夫婦に許されるのは、妻の卵子と夫の精子を使った人工授精だけということになる。

最後に生殖医療とは離れるが、親族関係を重視するという傾向に関連して、イスラムならではの議論について紹介しておきたい。それは母乳バンクの是非をめぐるものである。母乳バンクとは、未熟児や病気などの理由で母乳を必要とする乳幼児に対して、母乳の多い女性が母乳を提供するというシステムである。たとえばアメリカの場合、議論の対象となるのは母乳バンクの存在が母乳の売買につながる可能性であるとか、あるいは母乳を通じて病気が感染する危険性というのが一般的である。そうした問題意識は、おそらく日本人にも理解しやすいものだろう。しかしイスラム教徒がもっとも問題とするのは、これらの点ではない。

もちろん母乳の売買や母乳を介しての病気への感染がまったく問題とならないというのではない。しかしそれとはまったく次元が異なる問題として、生物学的な母親以外の女性の母乳を飲むことで、親族関係の混乱が起きるというのである。鍵となるのは母乳に関するイスラムの見方だ。コーランの記述に従い、イスラムでは二年間授乳するのが正しいとされるが、その間、同じ母乳で育った者同士の間には血縁関係が発生し、違った親から生まれながら兄弟姉妹に等しい関係になるとされるのである。仮にその二人が男女であった場合、二人はあたかも兄と妹、あるいは姉と弟であるかのように、結婚することができない。もちろん、子供が誰の母乳を与えられるかが明確であれば、問題は発生しない。しかしながら母乳バンクでは必ずしもそれは保証されず、その結果、当事者が互いに「兄弟姉妹」であることを知らずに結婚してしまう可能性を生み出す。そのため、総じて母乳バンクというシステムはイスラム世界ではあまり歓迎されない。これは、イスラムがどれほど親族関係の明確化を重視するかを示す端的な例である。

四　イスラムの見る人間性

イスラムでは親族関係を乱すことは絶対に避けるべき行ないとされ、そのことが生殖医療についての見方に大きな影響を与えていることはすでに明らかになった。その上で重要なのは、彼らがこれを必ずしも「イスラム教徒の義務」と見ているわけではないという点である。つまり、親族関係の明確化とそれに基づく人間関係、および社会秩序を守ることは、「人間の義務」と考えられているということだ。この点について、一つのファトゥワーを紹介しよう。

非イスラム的西洋社会の多くで、養子は広く行なわれています。赤ん坊は親から離され、養父母の名に従って名づけられるのです。ですから、子供たちは誰が自分の本当の親であるかを知らずに育ちます。たとえばアメリカ合衆国のような動きの激しい社会では、養子として育てられた男の子が、それとは知らず自分の本当の姉妹と結婚することになりかねません。こうしたケースは実際、起こりえたのでした。

このような悪しき結末こそ、イスラムが子供の本当の名前を重視する理由の一つです。人の名前がイスラムにおいて重要なのは、結婚、相続、後見、養育、そして刑罰などの多くの社会的ルールが血縁によって決定されるからなのです。女性が結婚した後も、もともとの名を維持

するのはこのためです。(章末のURL)

さらに続けてこの論者は、アメリカのような社会で養子制度が盛んなのは、若くして母親となった未婚の女性が子供を育てられず、養子制度がなければ子供はどこかに置き去りにされるか、殺されるか、売られるからだという。アメリカ社会についてのこのコメントがバイアスのかかったものであることは、あえて指摘するまでもない。アメリカで養子が盛んに行なわれているとしても、それがひたすら分別のない若い世代の行動が原因とするのは、一面的な見方でしかない。それを踏まえてなお、養子制度が生む親族関係の不明確化がとくに糾弾されているのは重要である。

これと同じ感覚からなされる批判は、一九六六年に政治犯として刑死した、急進的なイスラム主義者サイイド・クトゥブというエジプト人によるアメリカ論のなかにも登場する。アメリカ人が性に関してまったく倫理観を持たないと論じた後、彼は次のように言う。

彼らのなかにはこれを欺瞞からの自由、あるいは現実の直視と呼ぶ者もいる。しかしながら、欺瞞からの自由と、人間と動物の区別となるような人間性からの自由との間には、根本的な違いがある。たしかに人間はその長い歴史のなかで、性的な関心が自然で正当なものであることを無視はしてこなかった。しかしながら、性的な欲求への隷属から逃れ、かつその低い次元から離れるために、意識的に、そして無意識のうちに、性的な関心を制御しようと懸命に闘ってきたのである。

然り、それは必要なものである。しかしなぜ、人間はその必要なものを顕わにすることを恥じるのであろうか。なぜなら、この必要なものをコントロールすること、それこそが隷属状態からの解放の証明であり、人間性の階梯の最初の一段であることを人間が本能的に感じ取っており、ジャングルの自由に戻っていくことは仮面をかぶった隷属状態、最初の原始的な段階に後退していくことに過ぎないと理解しているからである。(Qutb 2000)

彼がこの議論のなかで、アメリカ社会を「原始的」、「野蛮」と形容することには、十分な注意を払わなければならない。イスラムでは性そのものをタブー視することはない。問題なのは無制御な性関係であり、言い換えるならば、これまで議論してきたとおり、誰が誰の親であり子であるかがわからなくなるような状態に陥ることである。そしてこのことが、人間を動物の域に貶めるというのである。だからこそ、一見まったく別のレベルで論じるべきもののように思われる、人のクローニング、養子、そして非配偶者間の人工授精が、イスラム教徒の視点から見れば、同じ問題を提起しているということになるのである。

これまで論じてきたことから、少なくとも次のことは明らかになったと思う。イスラム教徒にとって、人間の誕生とは神の創造の業の一つであり、それを乱すようなことを人間はしてはならないということ。そして親族関係とは、神の定めた秩序を根底で支えるものであり、それを不明確にするような行ないは一切、容認されないということである。それを守ることができない者は人間性を失い、動物の域に落ちているとされる。まさにこの見方が生殖に関する人工的な手段に歯止めをかけているといえるだろう。

イスラム教徒ではなくとも多くの人が、人工生殖を無条件には支持できないでいるという点では同じであろう。しかしなぜ「人工的」な生殖に不安を感じるのか、そして何をもって「人工的」とみなすのかと問われると、明快な回答をなしえる人は少ないのではないか。それに対してイスラム教徒は、人工生殖に対する最終的な結論を出すには至っていないにしても、互いに議論を交わす際に必要な、明確な基準を共有していることだけは確かである。

註

（1）たとえば多数派のスンナ派には四つの法学派があるが、コーラン、スンナ（慣行）、イジュマー（見解の一致）、キヤース（類推）という四つの法源のどこに重きを置くかに関し、若干の違いがある。
（2）ムハンマドによるメッカからメディナへの移住が行なわれた、西暦六二二年を元年とする太陰暦。

参考文献

Athar, Shahid, *Health Concerns for Believers: Contemporary Issues*, Kazi Publications, 1995
Brockopp, Jonathan E. ed., *Islamic Ethics of Life: Abortion, War, and Euthanasia*, University of South Carolina Press, 2003

Ghanem, *Islam, Islamic Medical Jurisprudence*, Arthur Probsthain, 1982
Haddad, Yvonne Yazbeck & Smith, Jane Idleman, *The Islamic Understanding of Death and Resurrection*, Oxford University Press, 2002
鎌田繁「イスラーム　死を超える生」、関根清三編『死生観と生命倫理』東京大学出版会、一九九九年
牧野信也訳『ハディース　イスラーム伝承集成（一―六）』中公文庫、二〇〇一年（ブハーリーの『ハディース集』を訳したもの）
三田了一訳『聖クルアーン　日亜対訳注解』ムスリム協会、一九八三年
中田考「「イスラーム」と「生命倫理」」、小松美彦・土井健司編『宗教と生命倫理』ナカニシヤ出版、二〇〇五年
Rahman, Fazlur, *Health and Medicine in the Islamic Tradition*, ABC International Group, 1998
Qutb, Sayyid, "America I have seen", Abdel Malek ed.& trans., *America in an Arab Mirror*, Saint Martin's Press, 2000
Rispler-Chaim, Vardit, *Islamic Medical Ethics in the Twentieth Century*, E. J. Brill, 1993
Yacoub, Ahmed Abdel Aziz, *The Fiqh of Medicine : Responses in Islamic Jurisprudence to Developments in Medical Sciences*, Ta-Ha Publishers, 2001
八木久美子「生を挟む二つの死――イスラム教徒の死生観」、国際宗教研究所『現代宗教 二〇〇四』二〇〇四年

引用した「イスラム・オンライン」上のファトゥワー

http://www.islam-online.net/fatwa/english/FatwaDisplay.asp?hFatwaID=8400（中絶に関するファトゥ

ワー）
http://www.islamonline.net/servlet/Satellite?pagename=IslamOnline-English-Ask_Scholar/FatwaE/FatwaE&cid=1119503544346（クローニングに関するファトゥワー）
http://www.islamonline.net/servlet/Satellite?pagename=IslamOnline-Arabic-Ask_Scholar/FatwaA/FatwaA&cid=1122528601776（人工授精に関するファトゥワー）
http://www.islamonline.net/servlet/Satellite?pagename=IslamOnline-English-Ask_Scholar/FatwaE/FatwaE&cid=1119503544668（養子に関するファトゥワー）

7 先端科学技術による人間の手段化をとどめられるか？

――ヒト胚利用の是非をめぐる生命倫理と宗教文化

島薗　進

一　ヒト胚の研究・利用・操作をめぐる討議と宗教文化

生命倫理専門調査会の審議

いのちの始まりの段階の人間の生命を犠牲にして研究・利用することが許されるかどうかという問題は、現代の世界の人々がどう判断したらよいか、頭を悩ませている重要な生命倫理問題の一つである。一九九六年にイギリスでクローン羊のドリーが誕生し、九八年にアメリカでヒトＥＳ細胞が樹立された（胚の外で培養されるようになった）のを受けて、日本では一九九七年より首相が主宰する科学技術会議のもとの生命倫理委員会、二〇〇一年の省庁改編後は総合科学技術会議のもとの生命倫理専門調査会において、ヒト胚の研究・利用の是非や条件をめぐる検討が行なわれた。生命倫理専門調査会は二〇〇四年七月に「ヒト胚の取扱いに関する基本的考え方」の最終報告書をとりまとめた。それは一定の条件のもとではあるが、人間の受精卵とクローン胚の作成と研究利用を認めたものである。

しかし、この審議の結果に対しては多くの批判が寄せられた。その理由の詳細については拙著『いのちの始まりの生命倫理』（島薗 二〇〇六）をご覧いただきたいが、もっとも大きな理由は、始まりの段階のいのちを研究・利用することが人間の尊厳を脅かすという懸念に対して、それを克服するような議論の提示が不十分だったことである。他方、懐疑的な立場からなされた議論の多くは報告書に盛り込まれなかったので、内容の薄い文書にならざるをえなかった。容認するかどうかをめぐって論じられた主要な論点は、（1）人の生命の手段化・資源化の懸念はないのか、（2）科学研究上の必然性（他の可能性はどうか、クローン胚利用はほんとうに可能なのか）はあるのか、（3）卵子の調達による女性の生命の侵害の可能性はないのか、という三点だった。このどれもが納得のいく結論に至らなかったのに、容認という結論だけをむりやり決定したのである。

この三つの論点のうち第一点については、ヒト胚の研究・利用が人間の尊厳を侵害するということを、（a）人の生命の萌芽を破壊すること、（b）人の生命の萌芽を道具として利用することの是非という両面から見るべきだというのが生命倫理専門調査会の専門委員であった私の主張だったが、それは調査会の多くのメンバーに理解され明確な論題として意識されるに至らなかった。欧米では、（a）の論点がきわめて重い比重で論じられるのだが、私は（b）の問題をもっと重視すべきだと考えた。

中絶をめぐる倫理問題との違い

妊娠中絶においては、胎児という新たな生命個体を破壊することに重い倫理的問題がある。確かにヒト胚の研究・利用においても新たな生命個体の破壊は重要な倫理的問題だが、あわせてその生命を他の目的のために利用するということのはらむ倫理的問題がある。この問題をしっかりと考察することが、現在、いのちの始まりの生命倫理を考える上で重い意義をもつ（Shimazono, 2007）。人の生命の利用が、人間改造に通じるようなエンハンスメント（増進的介入）を可能にすることも懸念されるのだから、破壊するかどうかだけでなくどう利用するかもよく検討しておくべきだ（カス 2003=2005）。私の印象では、このような考え方はこれまでの生命倫理の議論にさほどなじみのない日本人には比較的容易に理解を得ることができたが、欧米の生命倫理の議論になじんだ専門家にはなかなか理解されにくかった。

「いのちの始まりの生命倫理」問題について、欧米では一九六〇年代以来、主に人工妊娠中絶の是非をめぐり重い議論がたたかわされてきており、その蓄積が争点のおおよその輪郭を定めてきている。つまり、胚や胎児が最大の敬意をもって尊ぶべき人命（個々の人としてのいのち）をもった存在であるかどうかが議論の焦点となってきた。

受精の段階から個としての人のいのちがあり、それを破壊することは殺人に通じる悪であるとするカトリック教会や他の生命尊重派のキリスト教側の意見が確固としてあり、これに対抗する形で女性の選択権尊重派の意見が形成されてきた。つまり受精以後、数週間（数ヵ月）はまだ胚や胎児は独立した人格としての性格をもっておらず、したがって中絶は何よりも母体の事柄であり、女性こそが選択の権利をもつと主張されるのである（荻野 二〇〇一）。

「いのちの始まり」はいつかという問いの限界

このように欧米の胚や胎児の処遇に関する議論においては、「人のいのちはいつから始まるのか」という論題が決定的に重要な意義をもつと考えられてきた。西洋文化の主導のもとに行なわれてきたユネスコの検討による整理では、受精の瞬間からという立場（カトリック教会など）、受精後一四日目からという立場（イギリスのヒト胚研究・利用の基準）、子宮に着床した時点という立場（ユダヤ教のなかで有力）、受精後四〇日という立場（イスラム教のなかで有力）、意識が成立した段階という立場（英語圏の現代生命倫理学の「パーソン論」とよばれる立場）などがあるとされた（橳島 二〇〇一）。

だが、そもそもこのようにさまざまな立場があるということが、この論題の有効性の限界を示していると思われる。日本ではそのような議論は活発ではないし、決定的な意義をもつものとは受けとられていない（ラフルーア 二〇〇六、Hardacre 1997）。その理由として中絶容認側では障害者の主張への配慮が重要な役割を果たしてきた（森岡 二〇〇一、立岩 二〇〇〇）。障害者の抹殺を正当化する論理は、すでにそのことによって人間の尊厳を傷つけるものだと考えられた。この立場はその後、出生前診断、着床前診断への慎重論にも受け継がれてきている。

一方、中絶反対側では、カトリック教会などのような大きな宗教勢力が強力に反対運動を展開することがない。日本で多数派を占める宗教は仏教や神道だが、神道・仏教諸派やそれらに匹敵する勢力をもつ新宗教教団のなかで、胚への医療技術的介入に強く反対の立場をとっている集団がないわけではない（出口 二〇〇〇、谷口 二〇〇一）。だが、それが大きな社会的な声になるまでには至っていない。こうした問題に対する国々の態度はその国や地域住民の宗教文化を反映しているとすれば、宗教文化の相違が「いのちの始まり」をめぐる現代的な問題への国民・住民の関わりに影響を及ぼし、異なる態度が生じていると考えられるだろう。

日本の脳死・臓器移植問題討議

では、日本の国民が人のいのちへの医療の介入について、もっぱら許容的かというとそうでもない。脳死・臓器移植問題については日本では世界のなかでも際だって力強く慎重論が主張され、結局、「脳死は人の死である」という、死の新たな法的定義は採用されなかった。医学が人の死を定める権威をもつということに対して、また脳死を人の死とすることの妥当性について多くの疑義が示され（森岡 二〇〇一、小松 一九九六）、長期にわたる論議の末に成立した「臓器の移植に関する法律」（一九九七年）においても、脳死を人の死とする死の定義は採用されていない。そしてその後も、日本では脳死による臓器移植が頻繁には行なわれていない。

脳死への懐疑論の根拠の一つは、権威主義的な医師による患者の身体への暴力的な介入への懸念である。世界で初めての心臓移植が伝えられたすぐ後の一九六八年、札幌医科大学の和田寿郎教授らは水泳中に溺水した二一歳の男性の心臓を、心臓弁膜症の治療を受けていた別の患者に移植したが、このレシピアント男性は移植後、八三日目に死亡した。ところが、その後、和田教授は二一歳のドナーの男性がまだ生存している間にその心臓を摘出して死に至らしめたのではないかと疑われた。証拠不十分のため不起訴処分とされたが、和田が潔白であるかどうか、国民の多くは疑いをもち続けた。

患者に対する暴力を恐れない日本の医療への国民の懸念は、一九八〇年代に入って、第二次世界大戦中の大日本帝国陸軍の一部始終が露わになるようになって、いっそう強まることとなった。七三一部隊は細菌兵器の開発の使命を帯びて、一九三六年から一九四五年まで中国のハルビン近郊で活動していた三〇〇〇人弱の部隊（正式名称は関東軍防疫給水部）で、京都大学の医学部で学んだ陸軍中将で軍医の石井四郎が統括する部隊である。この部隊は細菌兵器の開発のために、中国人、韓国人、モンゴル人、ロシア人に人体実験を行ない、二〇〇〇人から三〇〇〇人もの人々が殺害されたと推定されている。この事実は、一九八一年に常石敬一の『消えた細菌戦部隊』が、また一九八一年から八三年にかけて作家の森村誠一の『悪魔の飽食』（全三巻）が刊行されたことによって、初めて国民の広く知るところとなった。しかも、これに関与した医師らのなかには第二次世界大戦後、国内の研究機関で高い地位についていた者も少なくなかった。日本の医学者を頂点とする研究組織が、生きた患者の身体を研究や臨床の目的で利用する犯罪を平気で犯してきたことが知られ、当然のことながら医学研究と医師への不信感は一段と高まることとなった。

死にゆく者への医療の介入をめぐって

脳死による臓器移植の妥当性をめぐる議論がもっとも活発に行なわれたのは、一九八〇年代だった。この時期はまた、死に行く患者に対するケアという点での医療の無力が、強く実感されるようになった時期でもある。医療施設は急速に充実していき、医療の恩恵に預かる機会は増大し、日本人の平均寿命は著しく伸長した。しかし、その一方で医療への不満や不信も格段に高まることとなった。医療や医学の利益主義や業績主義への不安が多くの市民の実感になりつつあった。身体をもっぱら部分に分けて細分化された機能に注目し、部品を修理するかのように治療しようとする西洋医学の手法に対して、東洋的な伝統に基づくホリスティック（全体論的）な代替医療を見直すべきだという考え方も支持を広げるようになった。そのようななかで、脳死による臓器移植は、生きた人間への治療を早く断念して、患者に対する医師の力の行使を強める行為に陥るのではないかと考えられたのである。

脳死への懐疑論のもう一つの根拠は、人のいのちの核心を脳の機能や意識の働きに見るのか、脳と身体の双方を含めて考えるのかということだった。精神と身体を明確に分け、前者にこそ人のいのちの座があるとする考え方に日本人はなじめないという論点は、一定の影響力をもった。ものやからだのなかにいのちと心を見るアニミズムの宗教文化が脳死論への抵抗の論拠ともなった（梅原一九九二）。これは、「死にゆく者への医療の介入」に対する慎重論に宗教文化が作用した例であるが、「生まれくる者への医療の介入」をめぐる議論にも、いのちに対する宗教文化的な感受性の違いが影響を及ぼす可能性はあると思われる。

生まれくる者への医療の介入への懸念

新しい生殖医療、再生医療、遺伝子医療などは「生まれくる人のいのち」に対する医療の介入や操作の可能性を格段に高めている。先祖から子孫へのいのちの存続に高い価値を認める東アジアの文化では、男系子孫を残すことが重視されるため、産み分けや体外受精、ひいては代理母などの生殖医療に対して許容的であると考えられている。生殖医療への許容性は再生医療や遺伝子医療への許容性に通ずるとも考えられよう。儒教文化の影響下では、「生まれくる者への医療の介入」に対して人々が積極的な態度をとる可能性が高いと想定する論者は多い。しかし、日本では「生まれくる人のいのち」への医療的介入に対する慎重論が、ある程度浸透している。人工妊娠中絶に対しては比較的、許容的であるが、さまざまな人工生殖技術や再生医療や遺伝子医療については、必ずしも許容的であるとはいえない。これは新たな医療技術の発展により人間の手段化（道具化や資源化）が進むことへの懸念が高まっているという事態と深く関わっている。

人の生命の濫用の可能性は近い未来のすぐそこに見えている（瀧井 二〇〇五）。たとえば、クローン胚からES細胞（ヒト胚性幹細胞）を取り出して利用することが難病に苦しむ人たちの治癒をもたらし、高い福利をもたらすと論じられた。脊髄損傷やパーキンソン病の患者さんを治療する方法が見いだされる可能性が格段に高まるというのである。だが、実際にはクローン胚から取り出されたES細胞にはさまざまな用途が考えられている。たとえば、これまでは生きた個々人に対して行なわなければならなかった薬物の治験（薬物の有効性を検定すること）をクローン胚由来のES細胞を用いて行なえば、危険が少なく効率よく実施できる。これは薬品会社にとっては願ってもない経済効果をもたらす事柄である。しかし、特定の難病治療のためにヒト胚を利用し始まりの段階の生命が犠牲になるということと、不特定の利益をもたらすためにヒト胚を利用し始まりの段階の生命を犠牲にするということではだいぶ意味合いが異なってくる。後者の方が人の生命の道具化・資源化に近い行為であることは言うまでもないだろう。

欧米の議論の前提は普遍的に妥当か

しかし、このようなことはクローン胚の作成・利用をめぐる欧米の生命倫理の討議ではあまり意識されていない。ES細胞がどのように利用され、そこにどのような事態が生じるのかという問題が生命倫理の論点として重い意義をもつという考えは、まだ周辺的なものにとどまっている。ES細胞は個体としての人の生命とはまったく異なるものであり、モノに近い存在だと見なされているからである。

英米仏のような最先進国では、科学技術の発展そのものにたいしてはたいへん楽天的な進歩観が優勢だという事情もある。原爆のような科学技術の成果がもたらす悲惨な被害が国民的な経験として記憶されたことはなく、科学者が大量虐殺に手を貸したという事態への深刻な眼差しが必要だという意識も強くない。また、ヒト胚の作成・利用の是非という問題が、いつも人工妊娠中絶の是非という問題との関係で取り上げられてきたという理由もある。個としての人間の尊厳に強い関心を払うことは意義深いことだが、そのかわりに人の生命の手段としての利用の是非という問題に関心が薄くなるのは問題である。

だが、個としての人間の尊厳に問題を集約するのは、グローバルに共有された価値観に基づくものと言えるのだろうか。個としての人間とは言えないとしても、個としての人間と関わりが深い存在はそれにふさわしい遇し方がなされなくてはならないのではないか。それらを利用して人間の欲望を満たすために使うことによって、人類社会に将来どのような変化が生じるのであろうか。こうした問題は人間の尊厳の理念に深く関わるはずであり、日本の生命倫理の議論の底流に横たわる問題意識に深く関わる問いと見なすことができる。

二　ヒト胚の研究・利用はなぜ、つつしむべきなのか？

胚の生命倫理的地位という問い

もし胚や胎児が生誕した人間と同じ地位をもつのだとすれば、ヒト胚の破壊や妊娠中絶は殺人に等しいことになる。これは欧米で人工妊娠中絶の是非をめぐって、この半世紀、とくに一九七〇年代、八〇年代に激しく論じられてきた事柄である。この議論の文脈では、受精してから生まれるまでのどの時期から個としての人の生命は始まるのかという問題が決定的な重要性をもつことになる。個としての人の生命は破壊したり研究・利用したりしてはならない。だが、それ以前の段階の生命は人以下の地位をもつに止まるのだから、破壊することが許されるということになる。一方、受精の瞬間から十全な個としての生命は始まるので、胚の段階でも一切、研究や利用は許されないというカトリック教会のような立場もある（教皇庁教理省　一九八七、教皇ヨハネ・パウロ二世回勅　一九九六）。

だが、多くの人は胚が「個としての人」の生命とまったく同等の地位をもつのではないとするものの、それを破壊し、研究・利用することには慎重でなければならないと考える。「個としての人」となる以前の胚の段階でも、いずれは「個としての人」となるはずなのだから、人の生命に準ずる存在としての配慮は必要だと論じられる。日本の生命倫理専門調査会の中間報告書で、胚は

「人の生命の萌芽である」という言い方をしているのは、このような考え方を前提とした表現である。

これらはもちろん重要な論題であり、胚を尊重しなければならない理由について欠かすことのできない論拠である。だが、胚の生命倫理的地位については、とりあえずこのようなことしか言えないということでもある。問題はこれで決着するわけではない。むしろここから始まるのだ。胚の生命倫理的な地位を抽象的に論じても、研究・利用は、なぜ、どこまで許されるのかという議論にはたどりつかない。胚の研究・利用により人間の尊厳が侵されたり、脅かされたりするのはどういう場合、どういう事態なのかを理解するには、研究利用が行なおうとしていること、またもたらすであろうことの内容をつぶさに検討し、吟味していかなくてはならない。

利用の目的・利用の帰結

その際、研究利用がもたらす利点を論じるだけでは足りない。推進に積極的な立場の人はこの利点（恩恵・福利・有用性）を強調する。これは研究・利用の主たる目的とされるもので、苦しんでいる病者の治癒や痛み・障害の軽減がもっとも重要なものとしてあげられる。確かにこの利点を考えることは重要である。難病に苦しむ人々の利益は常に優先的に考慮すべき事柄である。

だが、実際には再生医療はこの目的を実現するだけではない。たとえば、それは経済的な利益を求めて追求されているものでもあるから、特定の苦悩する人々を念頭に置いた上記の目的以外の事柄も目指されることになるだろう。たとえば、長寿や美容や能力を求めてからだのパーツを変えていく医療も再生医療の射程に含まれる。そのような医療のために胚を破壊して研究利用することは許されるだろうか。それは人のいのちの道具化、資源化につながりかねないから、ノーではなかろうか。もし、ノーであるとすれば、いったいどのような医療と研究であれば、胚の利用という生命破壊の犠牲を払っても是認できるのだろうか。以上は研究・利用の目的をめぐる問題である。

次に、研究・利用から生じるさまざまな事態が、人類の福祉にかなったものであるかどうか、という問題がある。個々の患者を苦しみから救うことであっても、必ずしも人類社会の福祉の増進につながらないこともある。子どもが死んで、そのことに苦しんでいる親が、その子どもと同じ遺伝子をもつクローン人間をもつことは、その親にとって福音かもしれないが、これまで人類が尊んできた人間らしい共同生活のうるおいや秩序に及ぼす影響という面からは、好ましくないことではないか。これは研究・利用の帰結をめぐる問題である。胚の研究・利用によって、人間の尊厳を侵したり、人類の福祉に反するような帰結が生じるかもしれないということだ。

人間の生命の手段化への問い

胚の研究・利用の是非を考察するという課題のなかには、以上のような問題、すなわち人間の生命の手段化（道具化や資源化）の可能性について、また、胚の利用から生じるさまざまな帰結について詳しく検討するという課題も含まれている。研究・利用が恩恵をもたらすとすれば、それはどのような種類の恩恵であり、他にどのような帰結をもたらすのかを十分に検討しなくてはならない。ヒト胚研究と再生医療の発展は長期的に見れば、人類の生活にさまざまな影響を及ぼす可能性がある。そのうちのかなりのものは、今生きている人間たちが経験しない、未来に起こることだろう。科学技術の発展によって、人類は現在の生活のあり方（価値や生活形式）を根本的に変えてしまうかもしれないような変化をもたらす力を手にした。そのことは、現在、追求している技術革新が将来の人類に及ぼす影響についても、十分に吟味する責任を私たちに課している（ヨナス 二〇〇〇）。

現代医療の急速な発展により、問われるべき将来世代への責任の領域が激しい速度で増大している。ヒト胚研究はそうした研究領域の重要なものの一つである。責任を重んじる倫理は、今行なっている行為が将来にどのような帰結をもたらすかを十分に吟味して慎重な態度をとることを要求する。今、私たちとともにあるいのちを重視するとともに、過去のいのちと未来のいのちをもつながりあうものとして受けとめるのは自然なことである。責任の倫理は、ともにあるいのち（関係のなかにあるいのち）の尊厳を重視する倫理でもあるだろう。ヒト胚の利用や操作から起こりうることのなかにはともにあるものとしての人間の尊厳を脅かしたり、未来の人類の福祉に反するかもしれないことが多々含まれている。これからそのいくつかを列挙しよう。

胚由来の存在はモノなのか

① 現在の科学研究の体制では、そもそも受精胚やクローン胚が十全な人になりうる存在である

という意識を保って研究を行なう条件を整えることは容易でない。そのような存在を扱う際に必要な要件を考察した研究倫理の制度化はまだなされていない。したがって受精胚やクローン胚、あるいはそこから派生したＥＳ細胞が、生命の萌芽であるヒト胚を犠牲にするに値する限定された目的を超えて用いられ、いわばぞんざいに扱われる可能性が小さくない。

研究利用の際に人の生命に準ずるような存在として配慮すべきだとされるようなものを実験室で扱うルールは十分に検討されていない。臨床におけるクライアントに対する倫理に準ずるような倫理的対応が胚の研究利用にも必要だろう。それが明確でないと、人の生命の萌芽やそれに由来する存在といえども、従来の実験室内の諸存在と同様、モノや動植物と同等の次元で扱われる可能性が高い。そうではなく、生命の萌芽やそこから派生する存在を研究利用するのにふさわしい扱いを行なうためには、相当に新しい実験や研究のルールが必要になると思われるが、そのようなものはまだまったく考えられていない。

② 胚の利用をごく初期のもの（たとえば受精後一四日頃の原始線条、すなわち人体の構造の基盤となるような部分が現われる段階）にしか許されないとして限定したとしても、利用された胚に由来するＥＳ細胞から、初期の段階より発達した段階に育った存在が生成してしまう可能性は残る。ＥＳ細胞研究はからだの組織を育てる研究が大きな要素を占めるから、それによってさまざまな人体部位が生成しうる。いわば人間のからだを体外で培養していじくり回す研究をすることになる。大々的な人体組織実験室が開発されようとしていると言ってよい。このように人間のからだを個々

の存在から切り離して道具や材料として用いることは、人間の尊厳を脅かす可能性が高い。「人体実験」ほどではないとしても、「人体組織実験」にも多くの配慮が必要なはずである。

このことは人間のからだの尊厳という言葉で述べることもできるだろう。これは一九九四年に成立したフランスの「生命倫理三法」の考え方と相通じるところがある（総合研究開発機構・川井健共編 二〇〇一、一九二頁）[1]。だが、ES細胞は個体になりうる可能性も含め、もっとも大きな可能性をもった細胞であるから、人間のからだの尊厳への配慮という点ではきわめて慎重な取扱いを要するものの一つである。以上のことは余剰胚からのES細胞研究についても言えることだが、クローン胚が用いられるようになれば、そのような研究の幅はいっそう増大するから、問題の重要性はさらに高まるだろう。

キメラ・ハイブリッド

③ 胚を操作したり、ES細胞を他の生物と融合させたりすることにより、人間の性質を部分的にもった個体や組織が多々、形成される可能性がある。胚やES細胞の研究を進めていけば、キメラ（人間と動物の細胞をもった生き物）やハイブリッド（人間と動物の遺伝子が混ぜ合わさった遺伝子をもつ生き物）を作り出すことは容易になる。ES細胞から生殖細胞を作り出して利用すれば、キメラやハイブリッドといったカテゴリーをも超えてしまうようなさまざまな生命体を創造することもできるのではなかろうか。そしてそれによって得られる、研究上、医療上の利益・恩恵はきわめて

大きい。

だが、それは人間と人間でないものの間の区別を曖昧にする可能性がある。たとえば、再生医療では動物の体内に人間の臓器を生成させることが展望されているが、それは人間と動物のキメラを作り出すことに他ならない。このように人間の性質をもったり、人間の一部を埋め込んだような存在を恒常的に存在させることは、同じ種の存在としての人間性の観念、人類の一体性の観念を揺るがしかねない可能性がある。

卵子の調達

④ 人為的に胚を作成しようとする際、女性から卵子を採取する必要が生じるが、その際、弱い立場にある女性のからだを道具や資源のように用いる可能性が大きい。ヒト・クローン胚を作り、そこからES細胞を樹立して自己自身の遺伝子をもったES細胞を培養することができれば、再生医療で多くの治療効果をあげることができるようになるだろう。しかし、そのためには多くの卵子を用いる必要がある。少なくとも現在の技術水準では、クローン胚を作成するのに多くの卵子が必要だし、そこからES細胞を樹立するにはまた、多くのクローン胚が必要となるからである。

では、そのための卵子はどこから調達してくるのだろうか。卵子を採取する際には、女性のからだに相当に大きな負担がかかる。体外受精のための採卵の副作用で、死に至ったケースも報告されている。不妊治療の長期的な副作用の有無は、まだ検証のしようがない。このような負担やリスクの多い医療行為を受けるためには、相応の動機がなくてはできないだろう。たとえば貧しい人々が金銭的補償を期待して卵子提供を行なうようになる可能性がないとは言えない。再生医療の発展を望む人々と関わりのある女性が、卵子提供を義務のように押し付けられるような環境が生じないとも限らない。このように医療が卵子を道具や資源のように用いようとすることになれば、弱い立場にいる女性に負担やリスクを背負わせることになりかねない。これはそもそも胚の利用が、多くの可能性をもった初期の段階の人の生命や、さらにそのもととなる卵子という未来の生命の源泉となる身体部分を道具や資源として用いようという考え方を含んでいるからである。

やりすぎの医療

⑤ 胚の利用が進めば、不老長寿に近づき、超高齢まで生き延びたり、高齢で出産したり、個人の容貌や能力を高めたりというように、豊富な医療サービスで人体改造を進め、これまでの人間が避けることができなかった限界を超えていく人々が出てくる可能性がある。それは過剰医療というべきものだが、現在のように医療がクライアント個々人の欲望に従うことを原則とするような体制では、過剰医療の拡充は避けられない。再生医療はこの可能性を大いに高めるだろう（島薗 二〇〇二）。だが、このような過剰な医療を発展させることは、人類の福祉に貢献するのだろうか（フクヤマ 二〇〇二、カス 二〇〇五）。また、そのために利用される胚の、生命の萌芽としての地位に見合うものなのだろうか。

また、こうした医療が発展すると、そのような過剰な医療の恩恵に浴する人とそうでない人の間の格差が増す可能性が高い（シルヴァー 一九九八）。富裕国の人々や他の国の富裕層が得られる医療サービスと、貧困国の人々や他の国々の貧困層の人々が得られる医療サービスの間に今も存在する格差がさらに拡大していき、はなはだしい隔たりが生じるかもしれない。そうなれば、社会正義の根本への疑いが強まるし、富裕者と貧困者の間で同じ人類同士であるという意識が薄まってくる可能性もある。人類の平等の理念が見失われた身分制社会や奴隷制社会に類するものとなり、社会的な敵対意識も強まる結果を招く可能性がある。そんな危険をはらんだ医療技術開発に力を入れるよりも、まずは基礎的な健康の方にもっと力を注ぐべきではないだろうか。

三　人間の尊厳と宗教文化

人間の尊厳と霊魂付与

人の胚の操作や研究利用についての以上の省察から、人間の尊厳の観念と宗教文化の関わりについて何が学び取れるだろうか。人の胚の研究利用の是非や「いのちの始まり」の問題を、個としての人間の尊厳の保持に限定せずに論じ、そこから人間の尊厳のもっと多様な、もっと広い、そして文化横断的な含みをもった観念を引き出す可能性について考えるべきだろう。

人工妊娠中絶に対するカトリック教会の反対論の論拠は、「受精の瞬間から神聖な人間のいのちが始まる」という神学的理念に基礎づけられている。この理念が公式に表明されたのは、一八六九年の教皇ピウス九世の教令が初めだが、この理念の基礎になるのは、中世の神学体系である（ヘーリング 一九九〇）。つまり、生物学的には卵子と精子の結合、すなわち受精によって人間が始まるが、人間が人間である所以は生物学的な過程によって生じるのではなく、それとは別に神から霊魂が与えられることによると論じられた。人体の形成とともに神から霊魂が与えられるという理解であり、これを「霊魂付与」（ensoulment）という。そこで、その霊魂付与はいつのことなのかという論議が行なわれ、受精の瞬間に起こるという説はすでに十三世紀に提示されていた。生物学的な知識の向上とともに、この議論が教会の公式的神学的理念となるのは十九世紀のことだが、それが強く打ち出されるようになるのは、人工妊娠中絶が激しい政治的議論の論題となる一九六〇年代以降である。

理性や道徳性故に尊厳をもつという議論

だが、「霊魂付与」論的な考え方は、キリスト教の枠を超えて、西洋の倫理思想に大きな影響を与えてきた。「人間の尊厳」という理念を近代哲学の理論のなかに位置づけ、その後の議論に大きな影響を及ぼしたのはカントである（中山 二〇〇二）。カントは人間は理性と道徳性を付与されており、人格をもっているが故にとくに高い価値があり、尊厳をもつとする。そして人間はそれ自身において価値ある存在であるが故に手段として扱ってはならない存在であり、他の生物とまったく異なる倫理的地位をもつとも論じた。一九七〇年代以降に発展する英語圏の生命倫理学で、人間の生命の尊厳が「人格」の概念と結びつけられ、いのちの始まりへの医療の介入について、いつ人格が形成されるか（「パーソン論」）に論議が集まったのは、「人間の尊厳」にまつわるカントの倫理思想の影響の大きさを物語っている（エンゲルハート 一九八八、トゥーリー 一九八八）。

このカントの議論は、神から与えられた霊魂をもつが故に人間は特別に尊いという中世キリスト教以来の霊魂付与の議論と類比できる構造をもっている。西洋の文化伝統では、人間は「神の像」として創造されたが故に神と特別な関係にあり、その意味で他の生物と隔絶した存在である。また、その人間の地位の高さは、神から与えられた理性や道徳性と関わっているとする考えが根強い。そこから、神の意志に基づく存在の秩序のなかで、人間は特別な地位をもっており、だから人間の生命は尊厳をもつとする考え方が、当然のように引き出されてくる。そこでは、「正当な理由なく人を殺してはいけない」という掟も、このような意味での「人間の尊厳」の理念と結びついて、納得がいくものと考えられているのである。

日本の宗教文化と人間の尊厳

仏教や神道や儒教では、また日本の民俗文化では、「正当な理由なく人を殺してはいけない」という掟に納得するとしても、その根拠を説明する語彙やレトリックは、西洋キリスト教文化圏のそれとはだいぶ異なっている。説明の仕方が異なる背景には、生死に関わる身体化された思考や感情のあり方の相違がある。広い意味での死生観、あるいは生命をめぐる文化や価値観が異なるのだ。たとえば、仏教の根本的な掟として「殺生《せっしょう》」を禁ずるというとき、人間以外の動物も視野に入っている。仏教が引き継いだインド起源の輪廻転生の思想では、人は動物に生まれかわるかもしれず、前生では動物だったかもしれないと考える。不殺生の掟においては、人が特別の地位をもつとしてもそれは前面に出てこない。

また、神道や日本の民俗宗教には神が動物の姿をとるとか、動物が神の使いであるといった信仰もある。先祖は動物であったというトーテミズム的な神話的思考も生き延びてきた。人間と動物の生命は連続しており、生命の秩序のなかで人間が特別に高い地位をもつという理念は強調されない。自然とともに、また他の生物とともに調和的に生きるというあり方が尊ばれている。このように、日本には西洋のキリスト教圏とは異なる宗教文化があり、「人間の尊厳」という理念もそうした宗教文化を反映して、西洋のそれとは異なった色合いを含んだものとなる。だが、日本にもキリスト教の信徒はおり、西洋においても日本文化に親しみを覚える人は少なくない。現代世界の個々人の人間の尊厳をめぐる価値観やスピリチュアリティ（霊性）は、このようにさまざまな宗教文化に影響され、他方で近代的な個としての人間の尊厳の観念にも影響を受け、多様な形をとって表出されていると考えられる。

日本の宗教文化に影響を受けた人々は、「人間の尊厳」という理念を、存在の秩序のなかで人と動物とがまったく異なる地位にあり、人間こそが高い地位をもち、であるが故に尊厳をもつというふうには考えない場合が多いだろう。これはまた、身体と理性（知性、意識）の関わりをどのように見るかということとも関わりがある。身体とは異なった次元に人間の特殊な地位を支える何かがあり、だから尊厳があるとは必ずしも考えないかもしれない。この問題は脳死・臓器移植をめぐる日本の議論において深く問われた事柄である（森岡 二〇〇〇、梅原編 一九九二、梅原編 一九九二、小松 一九九六）。日本の文化はまた、人間を道徳的判断を行なう倫理的主体として考えるよりも、感覚し、感情をもって他者と共感し、からだで環境や他者を受けとめて反応する身体的存在として、つまりは「ともに生きるいのち」「関係のなかで生きるいのち」としてとらえる考え方になじみが深い。

ともに生きるいのちの尊厳

他方、個としての人間と他の生命を連続的にとらえるこうした文化は、個の自立や人権を尊ぶ考え方になじみにくいかもしれない。第二次世界大戦中に中国できわめて乱暴な人体実験を行なったことは、日本の軍隊において、また日本の医学界において、そして広く当時の日本の社会において、個としての人間の尊厳を侵してはならないという意識が弱かったことと関わりがあるだろう。脳死・臓器移植をめぐる問題が国民に知られるようになり、活発に議論が行なわれた一九七〇年代、一九八〇年代は、人権の意識が市民の間に広く根づいていった時期でもある。個としての人間の尊厳を尊ぶことの重要性が認識されるようになるなかで、あらためて西洋的な価値観との相違が強く実感されるようにもなったのである。

こうした文化の下では、人間の生命が尊い、また人間の生命を侵してはいけないという理念や規範は、意識し思考する理性的存在である人間こそが、他の生物と異なりとくに高い価値をもつからだというのとは異なるしかたで根拠づけられることになるだろう。私は別稿において、日本人の生命の尊さの意識を参考にしながら、「ともにあるいのちの尊厳」という概念を用いて、ヒト胚利用を慎まなければならない理由について考察してきた（島薗 二〇〇三、二〇〇五、二〇〇六b）。それは「人間の尊厳」という理念に伴う価値観やスピリチュアリティを、個としての人間の尊厳という観念から拡充しようとする試みだった。人間以外の生物や身体に人間の尊厳の根拠を見ようとする考え方と「ともに生きるいのちの尊厳」に注目する考え方は、通じ合っている。

この論考では、日本の宗教文化の特徴を強調し、キリスト教文化圏とは異なるものだととらえる形で、「人間の尊厳」の理念の多様性について論じてきた。しかし、前節であげたようなヒト胚利用のさまざまな問題点は、特定の宗教文化においてだけ危惧されるものではない。たとえばそれは、人のいのちの道具や資源としての利用ということに関わっている。もし、ヒト胚の利用によって生じてくるさまざまな問題が、「ともにあるいのちの尊厳」という観点から説明できるものだとするなら、この観点は必ずしも特定の宗教文化的背景からのみ生じてくるものではないだろう。欧米でこの観点が目立たないとすれば、「いのちの始まり」をめぐる激しい論争が続いているため、こうした問題が盲点となっていると見なすことができる。

文化の相違による対立を超えて

現在、「人間の尊厳」をめぐる価値観やスピリチュアリティのあり方の違いから、生命倫理の考察に大きな影響が生じることが危惧されている。文化が異なるために、個々の問題の判断に大きな相違が出てきてしまい、それを克服していかなくてはならない場合が少なくないと思われる。とすれば、私たちは人類が共有できる規範に基づく合意を探り当てていかなくてはならないところに来ていると言える。特定の宗教文化に基づく価値観やスピリチュアリティのあり方を相対化し、多様性を踏まえつつ、人類的な価値観やスピリチュアリティを、あるいは人間性の共通項を踏まえた価値観やスピリチュアリティを土台とした生命倫理が構築されていく必要があるのではなかろうか。

では、そうした人類的な価値観やスピリチュアリティとはどのようなものだろうか。そのようなものがすでに見いだされているわけではない。また、そのようなものが固定的にあると考える必要もない。人類文化は多様であり、それを反映し、さまざまな個々人の価値観やスピリチュアリティがある。しかし、特定の問題をめぐって問うていけば、共通の傾向は見いだすことができるだろう。大多数の人々によって合意が得られることも少なくないし、共通の傾向を前提に妥協点を見いだすこともできるはずだ。そして、そうした共通の傾向が見られ、合意が得られる理由は、ある程度の幅をもって存在する人間性というものに基礎づけられ、さまざまな学問の知を通して考察していけば、ある程度、説明できるだろう。

たとえば、いのちの始まりへの生命科学の介入については、「正当な理由なく人を殺してはいけない」という掟をめぐるさまざまな宗教的、倫理的な思考が検討されるべきだろう。そこでは、なぜ人の生命が他の存在にまさって尊ばれなければならないかが、哲学的、宗教学的、比較文化論的、社会学的に問われる。たとえば、キリスト教、仏教、ある地域のアニミズム的な伝統文化などが生死に対してどのような実践や観念（死生観）を保持してきたかが問われ、それに基づいて「人間の尊厳」、あるいは「人のいのちの尊さ」のさまざまなありようが明らかにされていくだろう。また、人にとって人こそがとくに重要な存在であることの生物学的理由も問われるだろう。たとえば、感情移入や共感について自然科学的に解明していくことによって、胚の研究利用に関わる生命倫理問題についても重要な帰結が得られるようになるかもしれない。それは生物学的（生理＝心理学的）なアプローチを組み込みながら、生命倫理の考察に資する価値観やスピリチュアリティの解明を行なう試みと言える。

新たな生命倫理の考察枠組みに向けて

だが、いのちの始まりに関する重要な生命倫理問題は「人の生命を破壊してはならない理由」という問題にとどまらない。第二節で述べたように、胚の研究利用を認めた場合に、どのような結果が生じうるかという観点からの考察も重要である。この論考では、そうした問題を考える上で、人間の生命の道具化・資源化という観点と並んで、「ともに生きるいのち」の尊さという観点が有効であることを示そうとしてきた。

しかし、これがすべてを解決する鍵となる観点だと見なしているわけではない。今後必要となる考察の一端を示そうとしたにすぎない。このような考察は、自然科学や社会科学や人文学の諸領域の知を動員して究明すべき事柄である。だが、そこに生命の尊厳といった問題が関わってくると、議論は価値観やスピリチュアリティの領域に踏み込まざるをえなくなるだろう。

このように新しい生命科学のもたらす帰結について考察することは、ハンス・ヨナスが未来の人類への「責任の倫理」と名づけたような新しい倫理のあり方と関わりがある（ヨナス 二〇〇〇）。高度の科学技術を手にした人類は、自分たちの生きている条件を根本的に変えてしまうかもしれない可能性をもつようになった。そのような時代に生きる者にとっては、新たに未来の人類への責任という観点が生じてこざるをえない。

ところが、未来の人類のあり方について想像し、未来の人類のために私たちは何ができるかを考えると、そこにはあらためて合理的な推論だけではカバーできない倫理性が問われてくる。それもまた、広い意味でのスピリチュアリティの領域といえるだろう。そうした未来への責任に関わるスピリチュアリティは、それぞれの宗教伝統、文化伝統を踏まえて問われる部分が多くなる。だが、同時に、個別的な宗教や文化の枠組みを超えた推論もまた紡ぎ出されてくるだろう。そしてそれは、理科と文科の境を超え、諸学問領域が力を合わせて探究し、さらに市民に問いかけながら深めていくべきものだと思われる。

註

（1）フランス生命倫理法の一つ、「人体の尊重に関する一九九四年七月二九日法律第九四―六五三号」は、民法典第一六条に次の条文を挿入するよう指示している。「第一六条の一　何人も、自己の人体を尊重される権利を有する。／人体は不可侵である。／人体、その構成要素及びその産物は、財産権の対象としてはならない。／（中略）第一六条の三　人の治療上の必要がある場合を除き、人体の完全性《アンテグリテ》を侵害してはならない」。

参考文献

出口齋『ヒトES細胞は容認できるか』大本本部神教宣伝部、二〇〇〇年

H・トリストラム・エンゲルハート「医学における人格の概念」加藤尚武・飯田亘之編『バイオエシックスの基礎――欧米の「生命倫理」論』東海大学出版会、一九八八年（原著、一九八二年）

フランシス・フクヤマ『人間の終わり――バイオテクノロジーはなぜ危険か』鈴木淑美訳、ダイヤモンド社、二〇〇二年（原著、二〇〇二年）

Hardacre, Helen, *Marketing the Menacing Fetus in Japan*, University of California Press, 1997

ベルンハルト・へーリング『生命・医・死の倫理』田淵文男訳、サンパウロ社、一九九〇年（原著、一九八〇年）

ハンス・ヨナス『責任という原理――科学技術文明のための倫理学の試み』東信堂、二〇〇〇年（原著、一九七九年）

レオン・カス編『治療を超えて――バイオテクノロジーと幸福の追求』大統領生命倫理評議会報告書、倉

持武監訳、青木書店、二〇〇五年（原著、二〇〇三年）
小松美彦『死は共鳴する——脳死・臓器移植の深みへ』勁草書房、一九九六年
教皇庁教理省『生命のはじまりに関する教書』カトリック中央協議会、一九八七年
教皇ヨハネ・パウロ二世『いのちの福音』カトリック中央協議会、一九九六年（原著、一九九五年）
ウィリアム・ラフルーア『水子——〈中絶〉をめぐる日本文化の底流』青木書店、二〇〇六年（原著、一九九二年）
森村誠一『悪魔の飽食』光文社、一九八一年
森岡正博『増補決定版　脳死の人』法蔵館、二〇〇〇年（初版、一九八九年）
——『生命学に何ができるか——脳死・フェミニズム・優生思想』勁草書房、二〇〇一年
中山将「人間の尊厳について」高橋隆雄編『ヒトの生命と人間の尊厳』九州大学出版会、二〇〇二年
橳島次郎『先端医療のルール——人体利用はどこまで許されるのか』講談社現代新書、二〇〇一年
荻野美穂『中絶論争とアメリカ社会——身体をめぐる戦争』岩波書店、二〇〇一年
Shimazono Susumu, "Why Must We Be Prudent in Research Using Human Embryos?: Differing Views of Human Dignity," LaFleur, William R, Gernot Boehme and Susumu Shimazono, eds., *Dark Medecine,* Indiana University Press, 2007
島薗　進「先端医療技術の倫理と宗教——いのちの始まりとスピリチュアリティ」湯浅泰雄編『スピリチュアリティの現在——宗教・倫理・心理の現在』人文書院、二〇〇三年a
——「個としてのいのち・交わりとしてのいのち」『死生学研究』二〇〇三年秋号、二〇〇三年十一月b
——「生命の価値と宗教文化」『死生学研究』二〇〇五年春号、二〇〇五年三月

――『いのちの始まりの生命倫理――受精卵・クローン胚の研究・利用は認められるか』春秋社、二〇〇六年a
――「胚の操作と中絶をめぐる倫理問題の歴史的文化的背景」町田宗鳳編『脳死・臓器移植に関する比較宗教学的研究』平成14～17年度科学研究費補助金（基礎研究(B)(1)）研究成果報告書（課題番号14310014）、二〇〇六年b
総合研究開発機構・川井健共編『生命科学の発展と法――生命倫理法試案』有斐閣、二〇〇一年
谷口雅宣『神を演じる前に』宗教法人「生長の家」、二〇〇一年
瀧井宏臣『人体ビジネス――臓器製造・新薬開発の近未来』岩波書店、二〇〇五年
立岩真也『弱くある自由へ――自己決定・介護・生死の技術』青土社、二〇〇〇年
マイケル・トゥーリー「嬰児は人格を持つか」加藤尚武・飯田亘之編『バイオエシックスの基礎――欧米の「生命倫理」論』東海大学出版会、一九八八年（原著、一九八〇年）
常石敬一『消えた細菌戦部隊――関東軍第七三一部隊』海鳴社、一九八一年
梅原猛編『脳死は、死でない。』思文閣出版、一九九二年
梅原猛編『「脳死」と臓器移植』朝日新聞社、一九九二年

あとがき

本書の執筆者はいずれも、二〇〇二年から四年間にわたって科学研究費基盤研究（B）「脳死・臓器移植に関する比較宗教学的研究」（代表：町田）に共同研究者として参加したメンバーである。それは私が一六年間におよぶ海外生活に終止符を打ち、日本に戻ってきて最初に受けた科研費研究であった。ほとんど日本のアカデミズムに足場をもたなかった当時の私にとって、日本人学者のなかでも特に濃厚な個性の持ち主であった研究仲間と、東京外国語大学本郷サテライトを会場として開く研究会は、いつも楽しく、また刺激に満ちたものであった。

当初は、「脳死・臓器移植」に焦点を当てていたが、議論を重ねるうちに、それだけでは生命倫理の現状を把握しきれないことが明らかとなった。日進月歩の生命科学や先端医療は、クローン技術やヒト胚性幹細胞の再生利用など、次々と新しいテーマをわれわれに突き付けてきたのである。

しかし、研究メンバーのなかで生命倫理に関する専門的知識を有していたのは、島薗、粟屋、加藤だけであり、鎌田、上田、八木、町田は、その分野にそれほど造詣が深いわけではなく、それぞれが異なった宗教思想の研究を専門としていた。

それがかえって議論の裾野を広げることになり、「人間改造論」という重層構造をもつ生命倫理のテーマを扱うには、頼もしい顔ぶれとなった。

島薗は新宗教研究の第一人者であるが、ヒト胚性幹細胞研究を急ごうとする意見が大勢を占めた政府の生命倫理専門調査会で、反対意見を表明し続けた少数派として貴重な存在であったことは、新聞報道などを通じて、よく知られている。

鎌田は、じつに多くの書物を世に問うてきた宗教哲学者であるが、とくに神道については、みずから神官の資格をもつほど造詣が深い。感受性豊かな発想を原動力とする学際的研究は、多くのファンを引きつけている。

粟屋は医事法研究を経て生命倫理研究に携わり、現在、その分野の重鎮となっている。昨今は日本人患者を中心としたフィリピンにおける臓器売買の実態を明らかにし、メディアの注目を浴びている。

上田は、スリランカの悪魔祓い研究で知られる文化人類学者であるが、最近はダライラマと対談したり、若い僧侶とのワークショップを開いたり、仏教ルネサンス運動の旗頭として八面六臂の活躍をしている。

加藤は慶應義塾大学付属病院の臨床医として、肝臓病治療の第一線で活躍する一方、これからの医療に一層重要となるケアの役割を力強く推進しようとしている啓蒙的な看護学部教授でもある。

八木は東京外国語大学でアラビア語を教えるが、チュニジア、エジプト、カタールなどの中東諸国での生活体験も豊富なイスラム研究者である。エジプト人作家ナギーブ・マフフーズに関する著作でも知られている。

町田は元禅僧というキャリアをもつが、近著『人類は「宗教」に勝てるか――一神教文明の終焉』(NHKブックス)にも明らかなように、既存の宗教には極めて批判的な立場をとり、人類社会の未来的な世界観として「無神教的コスモロジー」の必要性を唱えている。

本書は「人間改造論」に最終的な見解を示すものではなく、さまざまな角度から問題提起したに過ぎない。しかし、このように柔軟な思索力をもつ社会発信型の研究者による生命倫理論は稀有であり、この分野の研究にそれなりの貢献をもたらすものと信じている。

町田宗鳳

二〇〇七年七月三〇日

ま 行

や 行

ら・わ行

な　行

は　行

た　行

さ　行

索　引

執筆者紹介

鎌田東二（かまた とうじ）

1951 年，徳島県生まれ。

國學院大學大学院文学研究科神道学専攻博士課程修了。博士（文学）。

現在，京都造形芸術大学芸術学部教授。

専攻，宗教哲学・日本思想史。

主な著書：『老いと死のフォークロア――翁童論Ⅱ』（新曜社），『神界のフィールドワーク』（ちくま学芸文庫），『霊的人間――魂のアルケオロジー』（作品社）など。

粟屋　剛（あわや つよし）
1950 年，山口県生まれ。
九州大学理学部化学科卒業。医学博士（岡山大学）。
専門：生命倫理・医事法。
現在，岡山大学大学院医歯薬学総合研究科教授。
主な著書：『人体部品ビジネス』（講談社），『生命倫理の再生に向けて』（青弓社，共著），『実務 医事法講義』（民事法研究会，共著）など。

上田紀行（うえだ のりゆき）
1958 年，東京生まれ。
東京大学大学院総合文化研究科博士課程単位取得退学。
専門：文化人類学。
現在，東京工業大学大学院准教授。
主な著書：『生きる意味』（岩波新書），『目覚めよ仏教！――ダライ・ラマとの対話』（NHK ブックス），『がんばれ仏教！――お寺ルネサンスの時代』（NHK ブックス）など。

加藤眞三（かとう しんぞう）
1956 年，徳島県生まれ。
慶應義塾大学大学院医学研究科修了。
専門：内科（消化器）・肝臓病学・アルコール内科学・慢性病学・終末期病学。
現在，慶應義塾大学看護医療学部教授。
主な著書：『肝臓病教室のすすめ』（メディカルレビュー社），『肝臓病生活指導テキスト』（南江堂），『患者の生き方――より良い医療と人生のための患者学のすすめ』（春秋社）など。

八木久美子（やぎ くみこ）
1958 年，大阪生まれ。
ハーバード大学文理科学大学院修了（宗教学 Ph. D）。
専門：宗教学（近代イスラム）。
現在，東京外国語大学外国語学部教授。
主な著書：『アラブ・イスラム世界における他者像の変遷』（現代図書），『マフフーズ・文学・イスラム――エジプト知性の閃き』（第三書館），「二つの死に挟まれた生――イスラム教徒の死生観」（『現代宗教』東京堂出版）など。

編者紹介

町田宗鳳（まちだ そうほう）
1950 年，京都市生まれ。
ペンシルバニア大学アジア・中東学部博士課程修了。哲学博士。
専門：比較宗教学・比較文明学・生命倫理。
現在，広島大学大学院総合科学研究科教授。
主な著書：『人類は「宗教」に勝てるか』（NHK ブックス），『なぜ宗教は平和を妨げるのか』（講談社プラス α 新書），『法然対明恵』（講談社選書メチエ）など。

島薗 進（しまぞの すすむ）
1948 年，東京生まれ。
東京大学大学院人文科学研究科博士課程単位取得退学。
専門：宗教学・近代日本宗教史・比較宗教運動論。
現在，東京大学大学院人文社会系研究科教授。
主な著書：『スピリチュアリティの興隆』（岩波書店），『精神世界のゆくえ』（秋山書店），『いのちの始まりの生命倫理』（春秋社）など。

新曜社

人間改造論
生命操作は幸福をもたらすのか？

初版第 1 刷発行 2007年 9 月20日

編 者 町田宗鳳・島薗 進

発行者 塩浦 暲

発行所 株式会社 新曜社
〒101-0051 東京都千代田区神田神保町 2-10
電話(03)3264-4973㈹・Fax(03)3239-2958
e-mail info@shin-yo-sha.co.jp
URL http://www.shin-yo-sha.co.jp/

印刷 星野精版印刷
製本 イマヰ製本所
ISBN978-4-7885-1068-5 C1010